JN318076

突然死はなぜ起こる　第4版

―発症の謎を解明する―

熊木　敏郎　著

日本プランニングセンター

第4版のまえがき

本書が出版されてから早くも十七年が経過した。発症から極めて短時間に急死する、いわゆる突然死原因の解明については、依然多くの謎が存在する。本書の使命として今日までこの問題の謎解きに挑戦してきているが、残念ながら未だ明快な結論に到っていない。しかし、一見健常な人の突然死の原因についての多くの地道な研究報告について検証を進めた結果、突然死発症の謎を解明するキーポイントおよび突然死のリスクを減少するキーポイントを見出すことができたと考える。改訂第4版の本書ではその項目を挙げるだけに止めているが、これから更に確実な論拠を示して判り易く読者の皆様に提供するつもりでいる。

本書では、近年報告され突然死とのかかわりが特に深いとされるブルガダ症候群について文献的な検索を補筆追加し、その発生機序についての手がかりを求める努力をした。また、数例の自験例を挙げ、この症候群に興味ある読者への参考に供した。いずれにしてもこの謎解きは未だ終わらない。本書は更に挑戦を続けていく。

平成二十年一月

熊木　敏郎

目次

Ⅲ　心臓性の突然死

Ⅳ　不整脈と突然死

Ⅵ　突然死の原因

突然死はなぜ起こる　第4版

―発症の謎を解明する―

I　突然死とは何か

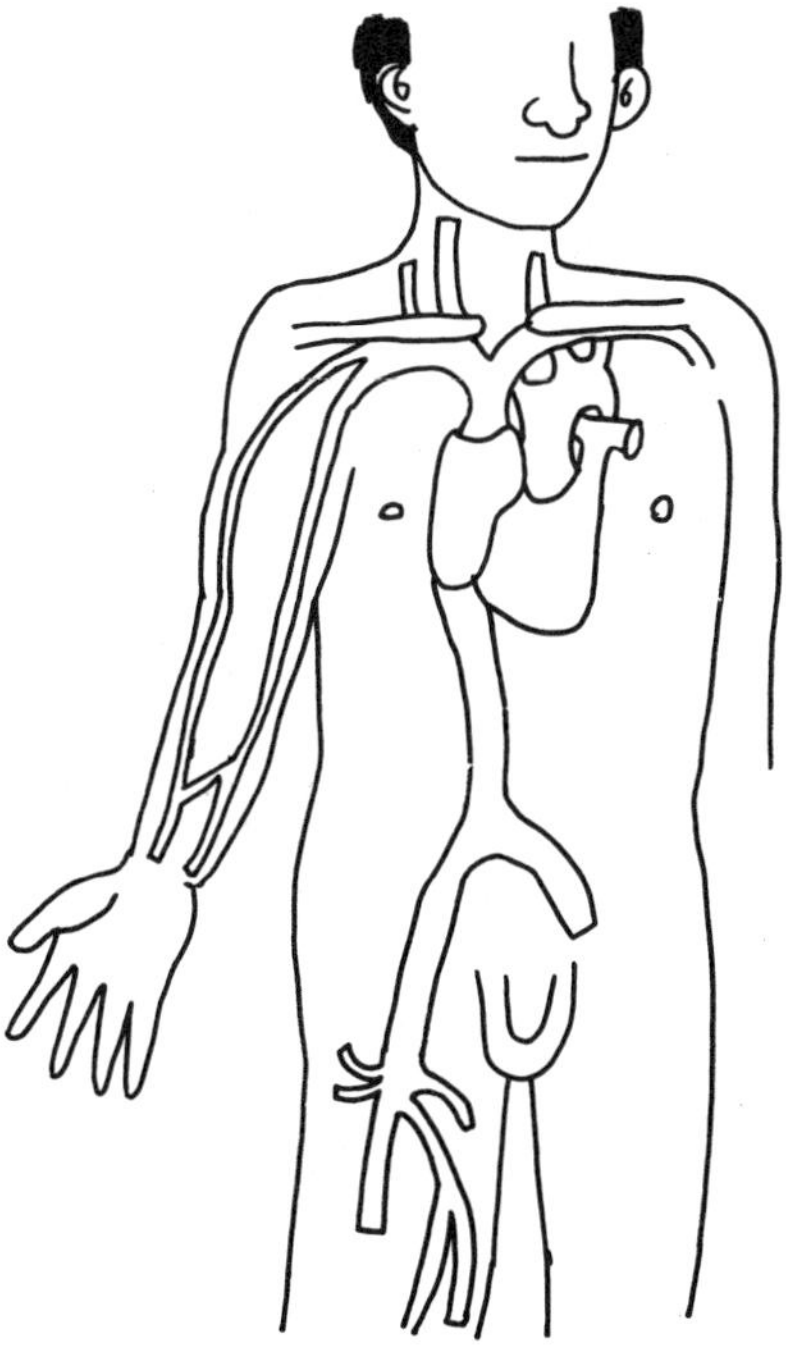

心臓は血管が袋状にふくらんだもので
血液を一方方向に送るため４つの区画
になっている。

1　平成元年春・文士の急死

平成元年（一九八九）の春は、なぜか著名な文士が次々に急死している。

まず、四月十日に『狂人日記』『麻雀放浪記』などの作品で知られている、第七十九回直木賞作家色川武大《いろかわたけひろ》さんが亡くなった。次に同十四日『日本の近代小説』『日本の現代小説』などの著作があり、文芸評論家として高名な篠田一士《しのだはじめ》さんがマンションの自宅で死亡しているのを管理人によって発見された。そして、短編集『千年』『短編小説礼賛』などすぐれた短編を多数出し、短編小説の名手といわれていた阿部昭《あべあきら》さんが五月十九日自宅の風呂場で倒れ、すぐに救急車で病院に搬送されたが救急処置も間に合わず死去した。

亡くなられたこれらの文筆家に対しては、心から哀悼の意を表す次第であるが、人生八十年時代の今日ではいずれも未だ働き盛り、我が国の文芸活動のためにも誠にもったいないという気持ちがする。

この三名の方の連続した急死は偶然の出来事だったかもしれないが、**表1**のように死亡状況を並べてみると、いくつかの共通点がみられる。

表1　急死した文筆家の死亡状況

氏名（敬称略）	色《いろ》川《かわ》武《たけ》大《ひろ》	篠《しの》田《だ》一士《はじめ》	阿《あ》部《べ》昭《あきら》
年齢	60歳（昭和4年生）	62歳（昭和2年生）	54歳（昭和10年生）
性別	男性	男性	男性
既往症他	ナルコレプシー（嗜眠発作）	高血圧症 肥満	心臓の不調を訴えていた
死亡月日	4月10日（月）	4月14日（金）	5月19日（金）
死亡時刻	午前10時30分	死体発見時刻 午後6時15分	午後0時30分
死亡状態	入院中の病院内で心臓発作を起こした。	自宅洗面所であお向けになって死んでいた。（吐いた跡あり）	自宅風呂場でシャワーを浴びている最中に倒れた。
死亡原因	心筋梗塞	不詳であるが，たぶん病死と考えられる	急性心不全
記事	読売 Ev. 4/10	朝日 Mo. 4/14	毎日 Mo. 5/20

この表は新聞記事による情報から作成したものだが、伝えられている死亡状況の範囲では次の二種類の共通事項があげられる。

その一つは三人に共通な明らかな事実として

①　昭和初期の生まれであること
②　男性であること
③　文筆家であること
④　突然死の状態であること

である。また、その二には三人にほぼ共通した状況として

①　生前なんらかの病気の経歴または身体の不調があったこと
②　死亡時刻が午前中であったこと
③　死亡原因が心臓にあるらしいこと

がある。

私は以上のような二種類の共通事項を並べて眺めているうちに、これらの中に、現在多くの関心を集めている突然死の問題について或るヒントを与えられ、僅かながら解決の手がかりを掴んだように思う。そうして、井蛙大海を知らずであるが、平成元年春、三文筆家の死去によって「突然死の謎」解きに挑戦することになった次第である。

2　幽明の境

死んであの世へ行くことを「幽明境《ゆうめいさかい》を異《こと》にする」という。この世（現世《げんせ》）とあの世（冥土《めいど》＝神仏のいる世界）を明（明るい世界）と幽（暗い世界）とにわけて設定し、死んだ場合は明暗の境界を越えて向こう側のあの世（暗い世界）に行くために、別れ別れになってしまうという意味である。

あの世へ行く途中で渡るという川を「三途《さんず》の川《かわ》」と言っている。つまり、渡る場所が三ヵ所あって、善人は橋を渡ることができ、軽い罪の者は浅瀬を渡り、重い罪の者は深く流れの速いところを渡らなければならない。

科学の進歩によって現世も様変わりしている今日では、幽明の境が昔ほど明確ではなくなってきた。そして、時には三途の川を渡っている途中でこちら側へ引き戻されてくる例もある。

数年前の話だが、東京で或る日、有名な初老の歌手が首を吊って自殺した。たまたますぐに近親者が発見し、救急車でN大学病院の救命救急センターに連れていった。救急車ではむろん救急隊員が心肺蘇生術《しんぱいそせいじゅつ》*を続けたに違いない。センターでは懸命な二次救命処置**がおこなわれ、幸運にも一命を取り止めた。発見と搬送が早く、初期の蘇生術が適切で、高次の救命処置が効を奏した例として高い評価を受け、当時は大変世間の話題となった。

三途の川を渡っていたご本人にとって、あるいは余計な事だったかも知れないが、近親者やファンにとっては、連れ戻してほしかったことであろう。それは当然のことである。ただし連れ戻された人について、心配なことは脳神経の問題である。以前読んだ本の中に次のような生理学的データがあった。

イヌを用いた実験である。一時的に頸部の血管を抑えて血液の流れを止めると、わずか二十秒で脳が活動していることを示す脳波が消失する。そして一〜二分以内で意識を失う。ここで再び血管を緩めて血液を流した場合には、脳の働きは元に戻ることができる。つまり、脳波が

* **心肺蘇生術**

術者の口から患者の口へ息を吹き込んだり、両手で患者の胸の中央部を律動的に押すなどし、人口呼吸を兼ねた心臓マッサージを行う方法。

** **二次救命処置**

肺へ酸素を送るため気管へ管を挿入したり、心臓収縮リズムを整えるための電気ショックを行ったりする。また、各種の機器を用いて心肺蘇生術を続けながら、首や大腿部の静脈には穿刺針を通して血管を確保し、いつでも薬物を注入できるように生理的食塩水などの点滴注射を行う。幼児、小児では胸骨の骨髄などからも薬液を注入する。

回復してくるのである。しかし、血液の流れが停止して三分以上経過すると、再び元の状態には回復できない。

従って、実験的には脳の機能が完全に回復する望みは、大目に見ても三分以内の血行停止が限度となる。それ以上の時間が経過しているとなると、たとえ生命を救うことが出来ても脳の重大な障害が残ることは確実である。

3　脳死

脳に非常に強い障害が起こり、もう機能回復が不能となった場合はその人を脳死と診断し、「人間としての死」と判定する国が多くなってきている。だが、日本では未だ脳死を法律的に認めてはいない。

日本の場合、脳死状態となり、たとえ植物人間となっても、確実に心臓の拍動が停止するまでは死の宣告をしない。脳死状態で生きていてまだ他人に使える部分があっても、それを積極的に提供することなどは、現在の日本人の一般感情にはあまりなじんでいない。

しかし、新人類と言われる年代が成長するこれからは、こうした意識も次第に変化して、自分が植物人間となったら、心臓や腎臓をどうぞ使って下さいという人も増えてくるに違いない。

そうした情勢から、日本の脳死判定基準も一九七四年に発表されているが、アメリカなどの基準に比べればかなり厳格になっている。そうしなければならないケースも時々起こるからである。

一九八九年六月十六日に東京で開かれた第二回脳死・脳蘇生研究会で、金沢大学医学部集中治療部の小川　純講師は、五歳の女児が脳死の状態と診断されてから心臓停止にいたるまで二百三十八日も生命が維持されたことを報告した。

脳死と判定された場合は、人間という人格を既に失った、いわばぬけがらにも等しいもので、いずれは心臓死を迎える運命にある。生命維持装置を使ってただ死を延長させているに過ぎない。関係者に対してむしろ精神的、経済的に無駄な浪費を強いるものだという意見もある。

しかし、この女児の事例はこうした「死の判定」に新たな論議を燃やす火種となることが予想される。私は、人間の死とは、たとえかすかな生命であってもそれを断念して決められるべきではないと思う。そうした意味で、この小さな生命を復帰させるべく、医療関係者が万一の可能性を求めてあらゆる努力を尽くしたことに敬意を表したい。

4　DOA（来院時死亡）

瀕死の歌手の命を救ったN大学病院の救命救急センター室長である大塚教授は、私の大学時代の同期で現在同病院の院長でもある。「急死」についての取り扱い例も大変多く、この領域の権威者の一人といってよい。

ある日、院長室に教授を訪ねてみることにした。センターでの急死例を教えてもらうためである。

大塚教授は、救命救急センターに収容された病人の中で、来院した時すでに心臓や肺の機能が停止の状態にある症例（DOA《でぃおうえい》）の論文を数篇用意していてくれた。

そこで氷山の一角に打ち当たったのは、医学専門用語である。これからこの文章を進めるためには、専門用語を解説するための努力をよほど丁寧にしなければ読者に対して失礼になるであろう。本来、学術書以外は専門用語での表現をできるだけ避けなければならないが、この本の性質上どう考えても無理なので、ところどころに注書きや図をいれてご参考に供しておきたい。

大体において医学用語は、明治時代に外国語を日本語に訳したものが多い。だから漢語を当てはめて使わざるを得ない事情があったのであろうが、一般に先人が作った言葉は難しい。最近は、外国語を無理に日本語にすることもしなくなった。そのうえ、頭文字で略して使う傾向があるので、ますますちんぷんかんぷんな言葉が幅をきかせてきている。これらについても合意された最適な現代日本語訳ができないからであろう。大変勝手で申し訳ないが私は自己流の解釈で書くことにする。

DOA・death on arrival（来院時死亡）というのは、病院へ到着した時に、一見したところ心臓の停止、呼吸の停止、瞳孔《どうこう》の散大《さんだい》（瞳孔が開いたままの状態）という、いわゆる「死の三徴候」を呈している患者さんの状態をいう（図1）。

しかし、搬入されてくる患者さんの中には到着時に未だ僅かながら生理的反射（光に対する瞳孔の反射、皮膚をつねる刺戟に対する四肢の反射など）が残っていて、蘇生の可能性があり、蘇生術の適応があることもある。

実際問題としては、センターに搬送されてきた際にこれらの状況があまりはっきりしないことがあるだけでなく、近年、死の判定の概念や基準が医学の進歩と同時に変化してきているのである。

そこで、黒川　顕、大塚敏文博士らは、蘇生術の適応が全くない状態と適応のある状態とを

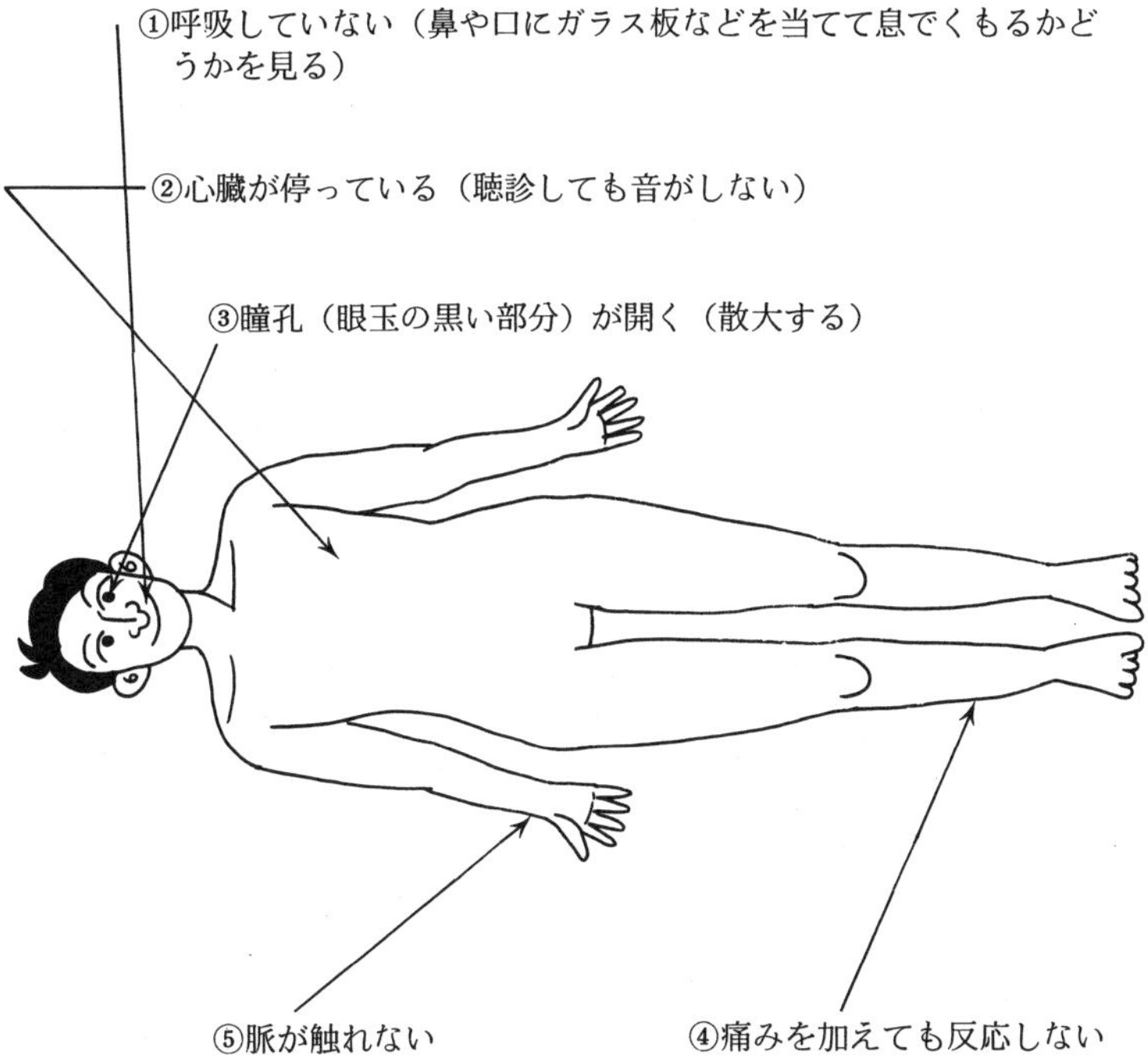
①呼吸していない（鼻や口にガラス板などを当てて息でくもるかどうかを見る）
②心臓が停っている（聴診しても音がしない）
③瞳孔（眼玉の黒い部分）が開く（散大する）
⑤脈が触れない
④痛みを加えても反応しない

図1　DOAの図解説明

区別して、前者をＤＯＡ、後者をnear DOA（来院時死亡寸前＝瀕死状態）と呼ぶことにした。

両博士の提唱する蘇生術の適応が全くない状態とは次のような場合である。

①蘇生不能の身体状況を呈する外傷《がいしょう》（例えば断頭《だんとう》、胴体切断《どうたいせつだん》）。

②悪性腫瘍や慢性疾患末期の心肺停止《しんぱいていし》（心臓・肺臓機能の停止）。

③目撃されていない心停止《しんていし》で、心マッサージが十分間以上されていない。

④死斑《しはん》、死後硬直《しごこうちょく》など明らかな死の徴候を認める。

以上のような状態は、たとえ新人の医師でもＤＯＡといえるであろうが、この中に瀕死状態の人までくるめてDeath（死）という表現をするのは、われわれの年代ではちょっと抵抗感がある。従って、これをより具体的に区分した両博士の分類には賛成である。

大塚教授の論文によると、病院到着時に心臓・肺臓機能の停止または寸前状態の患者さん（ＤＯＡ・nearDOA）は年々増加していることがわかる（**図2**）

これは近年において救急車の搬送システムが整備されたこと、心臓・肺臓の蘇生技術が進歩したこと、高齢化社会に伴い心臓・脳血管障害が増加していることなどに関連しているものと考える。

さて、その来院時死亡（ＤＯＡ）の状態はいったいどのような直接的原因で起こるのだろうか。同じ論文を参照してみると**図3**の如くＤＯＡの原因を外因性（事故などによるもの）と内因性（身体内部の障害で起こるもの）とに大別している。

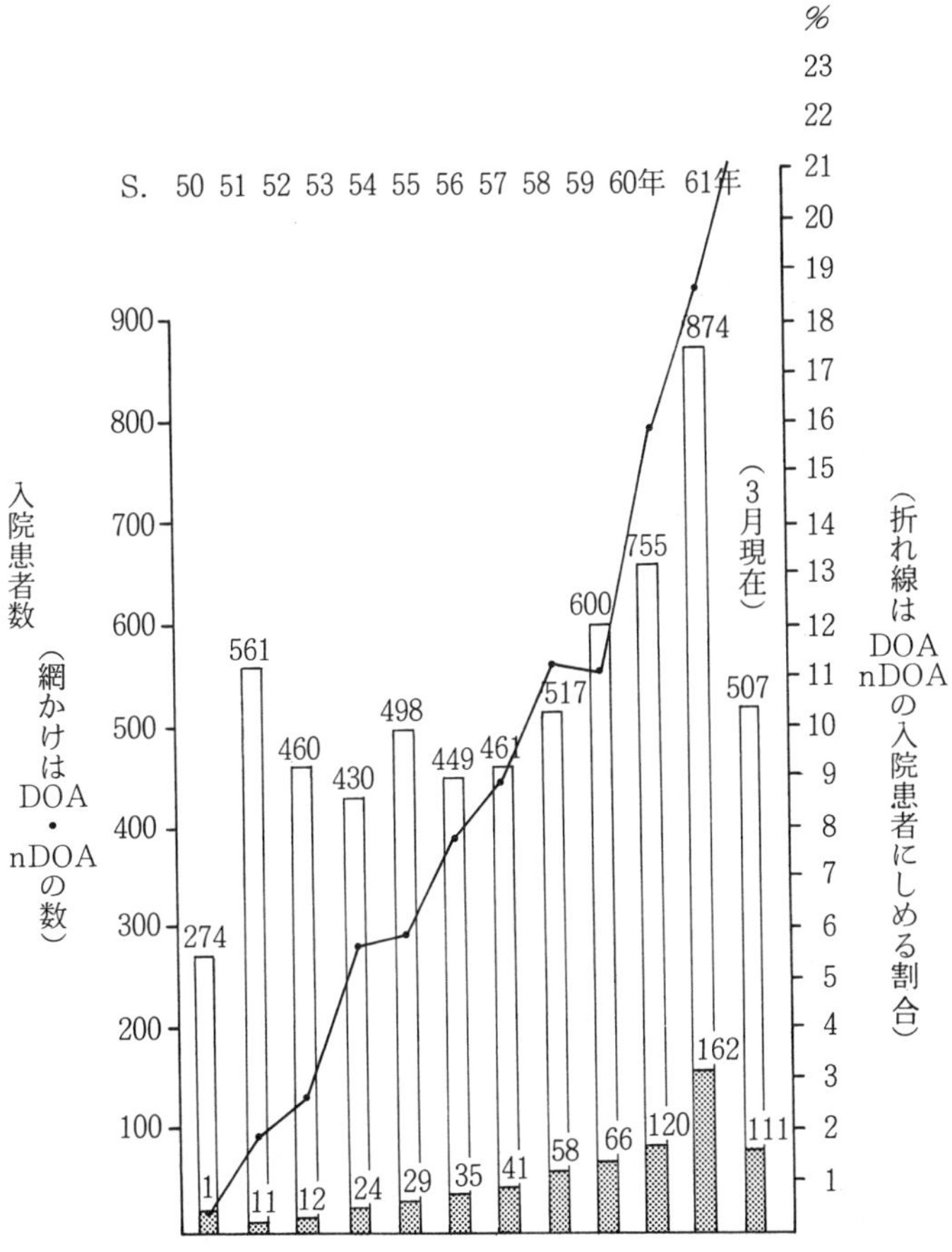

図 2　DOA，nearDOA の年度別症例数

（S. 50. 4. 1 ～S. 61. 3. 31）

黒川　顕・大塚敏文　外科診療・第30巻・ 6 号・1988

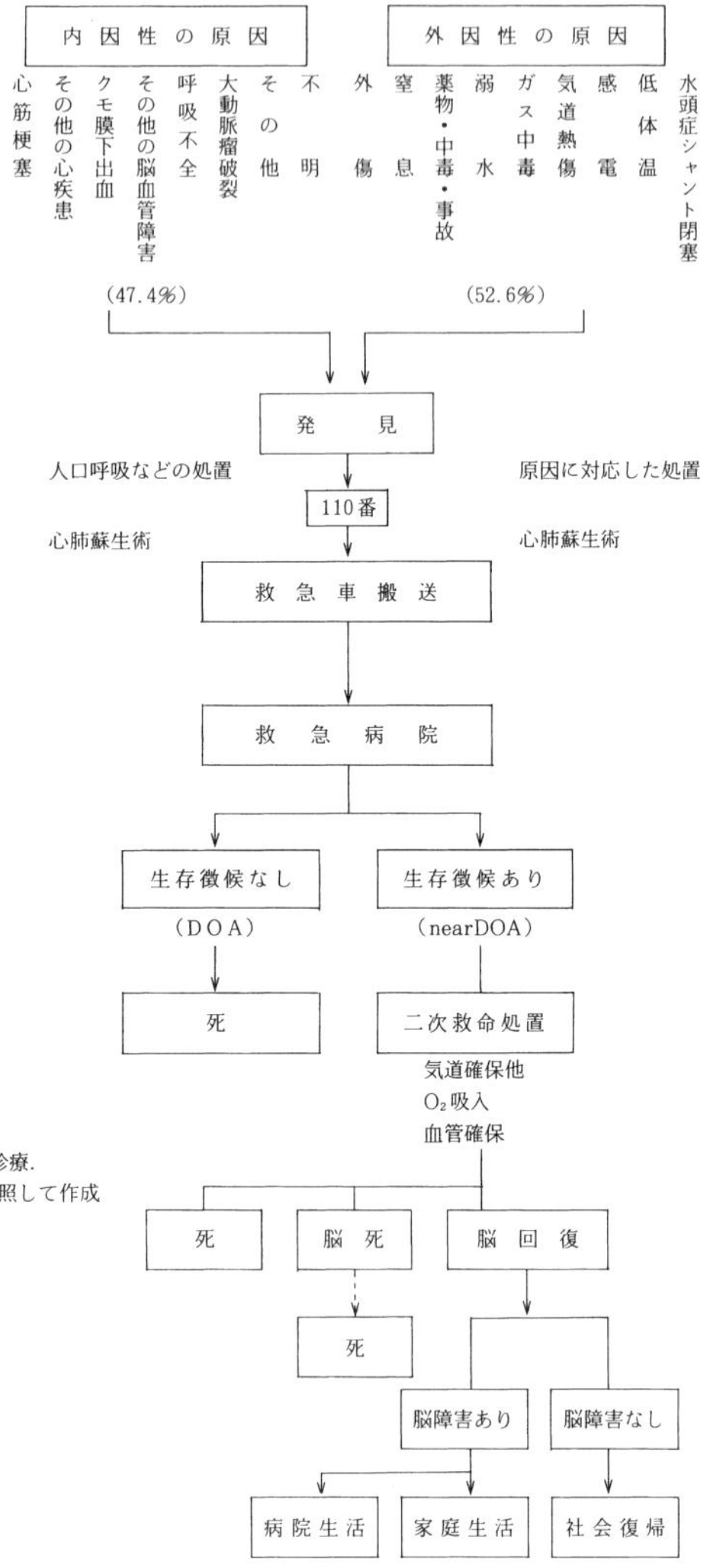

黒川顕・大塚敏文；外科診療.
第30巻・6号　1988.を参照して作成

図3　DOA・nearDOAの原因と転帰（昭和50年4月〜昭和61年3月）

外因性ＤＯＡ・near DOAはそれぞれの原因が明らかなケースが多く、対応が比較的に容易である。しかし、内因性のものはその原因が当初明確でなく、入院後に死の転帰をとり死後の解剖による所見から診断されることが多い。

搬入時に既に死亡している場合には、死亡原因のわからない死体となるので病院で解剖することはなく、死体検案を司る施設で行政的な解剖に回される。

5　突然死

外因性の原因がなく、発病から短時間内に死亡する場合の急死、にわかな死、頓死、不慮の死などの言葉をまとめて「突然死」と称している。

英文でもSuddun death（急死）、Unexpected death（予期し得ない死）、Unexplainable death（説明不能の死）などといろいろな表現をしている。いずれにしても内因性の原因によって起こる急な死に方をそう呼んでいるわけである。

発病から短時間内の死亡あるいは急な死亡とは、一般的には死因となった疾病の発症後二十四時間以内に死亡した場合をいう。

黒川・大塚論文中のデータでは、内因性ＤＯＡ・nearDOA の原因による突然死は四七・四％で、全体の約半分を占めていることがわかる。

このうち心臓や大動脈系の原因が四一・七％ともっとも多く第一位。第2位は脳・髄膜系の原因で二六・一％。第三位は原因不明例で一七・八％である。これは、解剖所見の不詳なものを含めて、全く診断の手掛かりが得られなかったものをすべて原因不明としているものと考える。第四位は呼吸器系で八・一％となっている。

これをみると心臓性のＤＯＡ・nearDOAが群を抜いて多いことがわかる。そこでなるほどと思うのは、Ｎ大学病院の救命救急センターが、救急処置施設のほぼ半分を内科系の（特に心臓疾患専門の）スタッフや設備によって占められていることである。おそらくこのような搬入実績からの受け入れ体勢によるものであろう。

これらの点について別の論文を参照してみることにした。

一九八三年、東京都監察医務院の越永重四郎博士は、『臨床成人病』十三巻に「内外都市の内因性急死の器官別統計」を発表している。

同じ内容の表（**表2**）は、北里大学の奥平雅彦・山田伸彦博士らが、一九八四年『診断と治療』七十二巻、一九八七年『臨床と研究』六十四巻などに掲載している。

このデータの全体的比率でみると、第1位はやはり心臓・大動脈系で平均四九・九％、第二位が呼吸器系で一七・五％、第三位は脳・髄膜系で第二位とほぼ同じで一七・一％である。

ここで欧米諸国と日本の内因性急死原因と比較すると、次のような結果が得られる。

表２　内因性急死の性別・器官系別死因集計

都市	Wien, Graz（西独）	New York（米国）	Brighton（英国）	Lund（スエーデン）	東京	横浜	東京
報告書	Weyrich	Helpern	Janes	Lauren	越永	桑島	落合
調査例数	2,668	2,030	2,000	403	3,800	620	4,900
調査年度	1914～1929	1937～1943	1954	1900～1935	1952～1956	1952～1959	1957～1961
男（％）	55.4	80.9	55.6	72.0	75.1	75.7	75.2
女（％）	44.6	19.1	44.4	28.0	24.9	24.3	24.8
心・大動脈系（％）	41.8	44.9	59.4	51.0	56.0	42.0	54.4
呼吸器系（％）	23.3	23.1	15.0	12.0	16.8	16.6	15.6
脳・髄膜系（％）	8.9	17.9	14.6	15.0	18.5	20.5	24.2
消化器・泌尿器系（％）	13.0	9.7	7.0	9.0	6.3	12.4	5.3
その他（％）	13.1	4.4	4.0	13.0	2.4	8.5	0.5

奥平雅彦・山田伸次　臨牀と研究・64巻６号（昭和62年６月）

① 心臓・大動脈系の原因

欧米	四九・三%
日本	五〇・八%

② 呼吸器系の原因

欧米	一八・四三%
日本	一六・三%

③ 脳・髄膜系の原因

欧米	一四・一%
日本	二一・一%

以上のデータから、**図4**にも示したように突然死（内因性急死）の約半数は心臓・大動脈系が原因であること、脳・髄膜系の原因によるものは日本が圧倒的に多いこと、そして呼吸器の原因は日本に比べて欧米がやや多いことなどが挙げられる。

そして、内因性急死の男女比を**表2**から計算すると、欧米では六六・〇%が男性、三四・〇%が女性である。また、日本では七五・三%が男性、二四・七%が女性となる。

つまり、一九六一年より以前の調査報告によると、突然死の男女比は欧米で約二対一、日本で三対一の割合で男性が高率であったことが認められる。

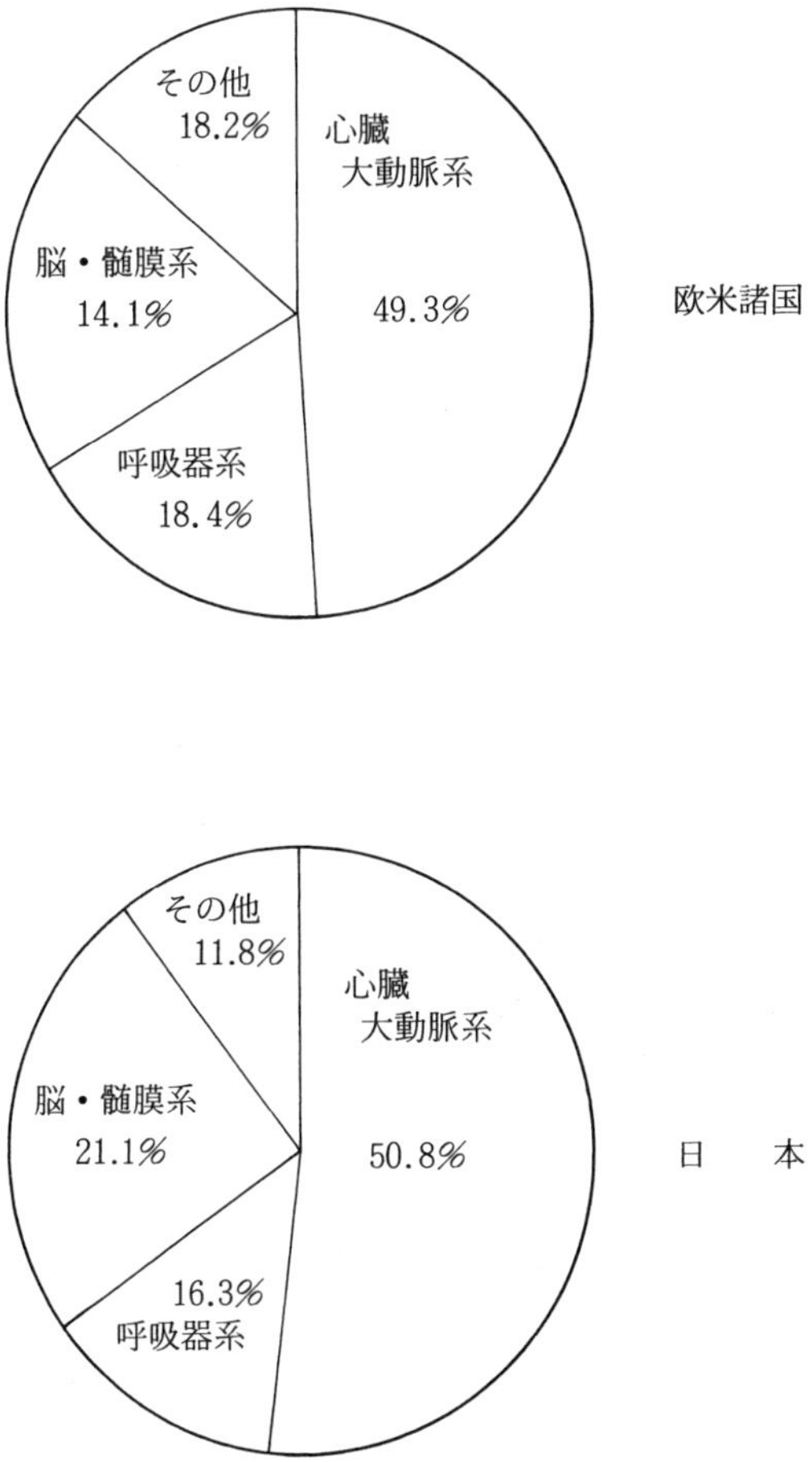

図4　突然死（内因性急性死）の原因

6 監察医務院

東京文京区の大塚に、監察医務院という一般にはあまり馴染みのない施設がある。私はどういう因縁があるのかわからないが、医学生時代と大学助手時代にそこを何度か訪問したことがある。学生時代は、同医務院の監察医であったK先生が大学の法医学教授を兼務しておられた関係で施設見学に行かせてもらった。助手時代には肝臓の鉄代謝蛋白質を研究していたため、資料収集で時々病理組織研究室へ通うはめになったのである

監察医務院には、解剖室と研究室とをつなぐ長い地下通路があって、病理標本の入ったガラス瓶がところ狭しと立ち並んでいた。瓶中の臓器標本がいつかおまえもこの中にはいるのだと言っているようで気味が悪く、そこはいつも小走りに通り抜けたことを覚えている。

この東京都監察医務院という施設は、東京都二十三区内に発生した不自然死または変死体(正式には異常死体という)を解剖して、その死因を究明するところである。

それを死体検案といい、病死・自然死のいわゆる内因性急死であるか、または、中毒・災害・自殺・他殺などの外因死であるかを行政的に鑑別している。従って、この際の解剖を「行

政解剖」ともいう。

別に、殺人事件の被害者などについて、その死因や死亡時刻を知るために司法権によって解剖することを「司法解剖」といっている。

救命救急センターに搬送されたとき、既に死亡している事例（ＤＯＡ）では、その死亡原因を明確にするため、監察医務院で行政解剖に付されるわけである。

こうした監察医務の施設は東京のほか、横浜、大阪、神戸にもあり、そこで死体検案などの職務を行う医師を監察医と呼ぶ。

変死体というのは、死後時間がかなり経過して解剖所見が不明瞭となるものがある。しかし、死体を検案した時に記載されている死亡前後の状況からみて、普通に日常生活を送っていた人が比較的突然死亡したと思われる例も少なくない。

杏林大学の吉村三郎教授、および、埼玉医科大学の柳田純一助教授（東京都監察医）は共に法医学者であるが、一九八〇年に、監察医務からみた突然死（内因性急死）の発生統計を発表している。

これは、東京都監察医務院で取り扱った異常死体について、剖検された資料の中から一九七〇年と一九八〇年の内因性急死例を比較したものである。

一九七〇年は、一、三五六体（取り扱い総数の二三・二％）、一九八〇年は一、二四九体（二一一・七％）であった。なお、表3および表4は、発表された原表から数値を拝借して作成した。

表3の数値をみると、圧倒的に循環器系疾患が多いが、前述した内因性急死の器官別統計の分類と同じように直すと、以下のようになる。

①　心臓・大動脈系の原因｛一九七〇年　四七・三％／一九八〇年　五二・七％

②　呼吸器系の原因｛一九七〇年　一五・三％／一九八〇年　九・八％

③　脳・髄膜系の原因｛一九七〇年　一六・七％／一九八〇年　一八・九％

この数値によると、十年間で心臓・大動脈系の原因が五・四％増え、呼吸器系の原因が五・五％減り、脳・髄膜系の原因が二・二％増えたことになる。また、全体の男女比は、一九七〇年が三・三対一、一九八〇年が三・九対一となり、以前からみると男性の突然死頻度が上昇して、女性の約四倍となってきている。

ここでN大学病院救命救急センターの統計、越永・奥平・山田博士らの統計、東京都監察医務院の統計を並べてみると図5の如くである。

救命センターでは診断が明確にされない症例を除いている。また、他はすべて解剖によって

表3　内因性急死発生頻度

死因疾患名	1970年			1980年		
	総数(%)	男	女	総数(%)	男	女
I 伝染病	46(3.4)	32	14	15(1.1)	13	2
II 新生物	36(2.6)	19	17	20(1.6)	12	8
III 内分泌腺疾患	1(0.1)	1	0	2(0.2)	1	1
IV 血液疾患	1(0.1)	1	0	0	0	0
V 精神障害	71(5.2)	63	8	30(2.4)	28	2
VI 神経系疾患	14(1.0)	11	3	5(0.4)	2	3
VII 循環器系疾患	867(64.0)	679	188	894(71.6)	711	183
VIII 呼吸器系疾患	208(15.3)	156	52	123(9.8)	89	34
IX 消化器系疾患	70(5.2)	59	11	140(11.2)	125	15
X 泌尿器系疾患	10(0.7)	7	3	6(0.5)	6	0
XI 妊娠分娩の合併症	10(0.7)	0	10	5(0.4)	0	5
XII 先天異常	20(1.5)	13	7	7(0.6)	4	3
XIII 周産期主要疾患	2(0.2)	2	0	0	0	0
XIV その他	0	0	0	2(0.2)	1	1
計	1,356(100)	1,042	314	1,249(100)	992	257
%	100	76.8	23.2	100	79.4	20.6
男：女	3.3 ： 1			3.9 ： 1		

吉村三郎・柳田純一：循環科学 Vol. 1, No. 12, 1329～1330, 1981
「表1　内因性急死発生頻度」より抜粋

表 4　循環器系急死原因の比較

	死因病名	1970年 総数（%）	1970年 男	1970年 女	1980年 総数（%）	1980年 男	1980年 女	'70年	'80年
	循環器系疾患合計	867（64.0）	679	188	894（71.6）	711	183	100%	100%
心臓	1）リウマチ性心筋炎	2	1	1					
	2）弁膜症	36	27	9	17	9	8		
	a）僧帽弁	15	10	5	5	3	2		
	b）大動脈弁	15	12	3	7	4	3		
	c）連合性（(a)+(b)）	5	4	1	5	2	3		
	d）壁在性心内膜炎	1	1						
	3）高血圧性心肥大	26	21	5	23	21	2		
	4）求心性心肥大				11	9	2		
	5）冠状動脈硬化症	325	254	71	379	303	76		
	a）冠状動脈硬化症（瘢痕性心筋梗塞等）	281	230	51	342	284	58		
	b）心臓瘤	6	4	2	1	1			
	c）特発性心破裂	38	20	18	36	18	18		
	6）冠状動脈の結節性動脈周囲炎	1	1					69.1	66.4
	7）冠状動脈瘤（結節性汎血管炎）破裂	1	1						
	8）うっ血性心不全	1	1		49	41	8		
	9）拡張性心肥大				9	8	1		
	10）心肥大（その他，不詳）	73	68	5	15	12	3		
	11）心筋炎	5	3	2	17	14	3		
	12）アルコール性心筋症				1		1		

	13）特発性心筋症				7	6	1		
	14）心筋サルコイド症				1		1		
	15）心萎縮・心低形成	3		3	1		1		
	16）急性心不全（原因不明）	125	120	5	61	59	2		
	17）心外膜炎				2	1	1		
	18）縦隔洞内出血	1	1		1	1			
	小　　計	599（44.7）			594（47.6）				
脳	19）クモ膜下出血	92	48	44	105	71	34	26.1	26.4
	20）脳出血	125	98	27	119	102	17		
	a）大　脳	91			82	72	10		
	b）小　脳	10			10	8	2		
	c）橋	24			27	22	5		
	21）脳血栓症	1		1					
	22）脳軟化症	8	7	1	12	9	3		
	小　　計	226（16.7）			236（18.9）				
血管	23）大動脈瘤→破裂	38	26	12	59	43	16	4.8	7.2
	a）解離性	25	17	8	34	24	10		
	b）特発性・真性（不明）	13	9	4	25	19	6		
	24）腸骨動脈瘤→破裂	1	1						
	25）血栓症	2		2	5	2	3		
	a）上腸間膜動脈血栓症	1		1	1		1		
	b）肺血栓症	1		1	4	2	2		
	26）肺出血性梗塞	1	1						
	小　　計	42（ 3.1）			64（ 5.1）				

吉村三郎・柳田純一：循環科学　Vol. 1，No. 12，1329～1330，1981
「表1　内因性急死発生頻度」より作成

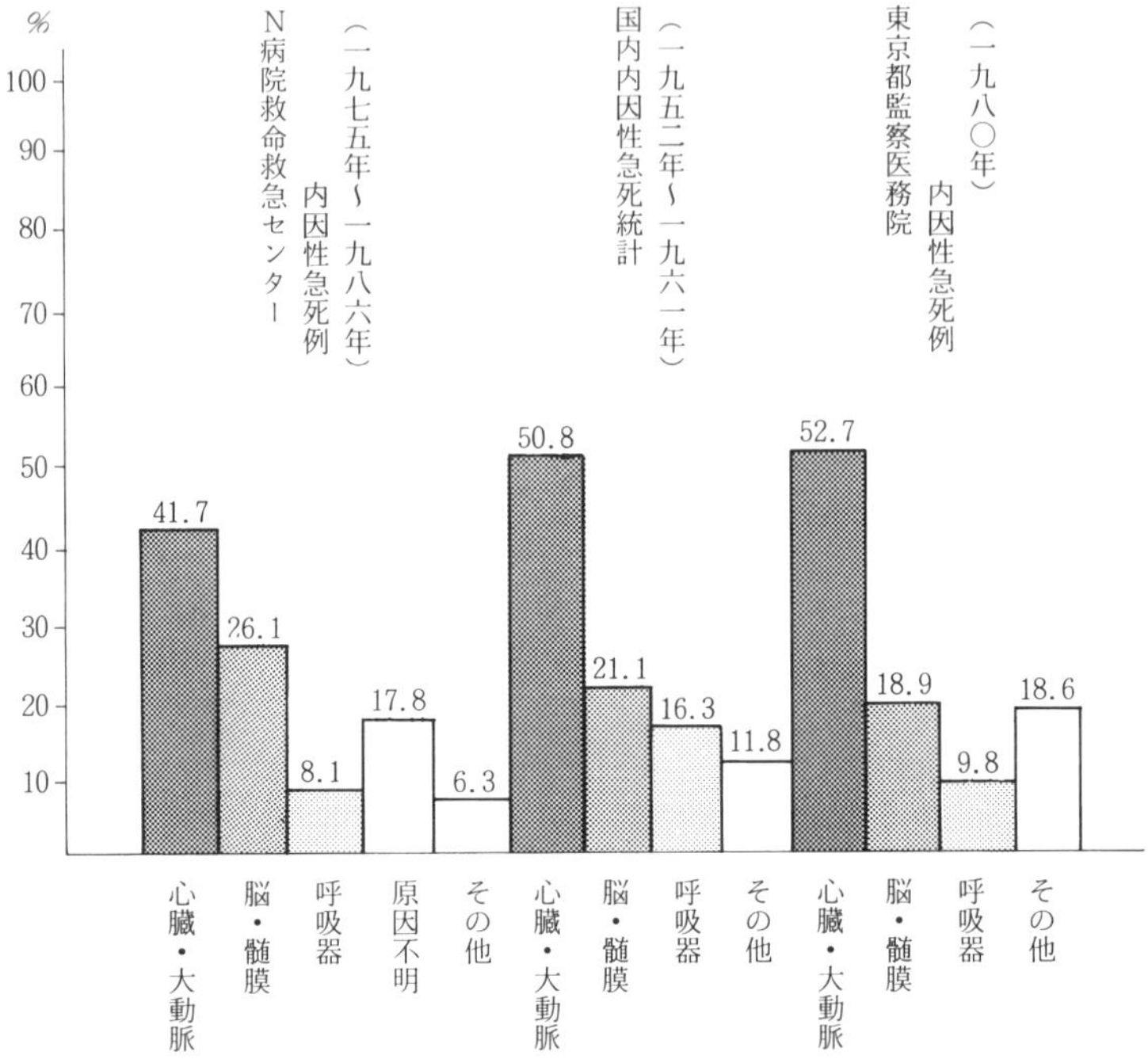

図５　施設別にみた内因性急死の器官別比較

明確に病理診断されているものだけを抽出して表示している。

従って、単純に比較することは出来ないが、少なくともこの図から、心臓・大動脈系及び脳・髄膜系の原因の両者が、内因性急死全体の大半を占めていることはご理解いただけると思う。

それは、人間が突然死する場合、原因の大部分がポンプ（心臓）と配管（血管）の故障にあることを示している。

近年、原子力発電所の事故が続いているが、やはりエンジンやポンプに相当する炉心部やパイプの配管部に起こっているという。近代科学の真髄ともいえる原子力発電所の事故が、人体構造に共通したウイークポイントを持つことに大変興味を感じる。

それでは、結論的に突然死の原因はポンプ（心臓）とパイプ（血管）の故障にあると考えてよいかというと、それほど単純なものではないらしい。後述するように、単純なメカニズムによって突然死が発生しているのではないことが次第に解明されてきている。

しかし、私の考えでは突然死の謎を解く鍵が、ポンプとパイプの構造や機構のどこかに存在していることは確かであると思う。

処世訓

楽しい生活したいなら
過ぎた事にくよくよせぬこと
めったなことに腹立てるな
いつも現在をたのしみ味わい
ことには人を憎まぬこと
そして未来は神にまかしておけ

ゲーテ詩集より

突然死予防の箴言(1)

II

脳卒中と突然死

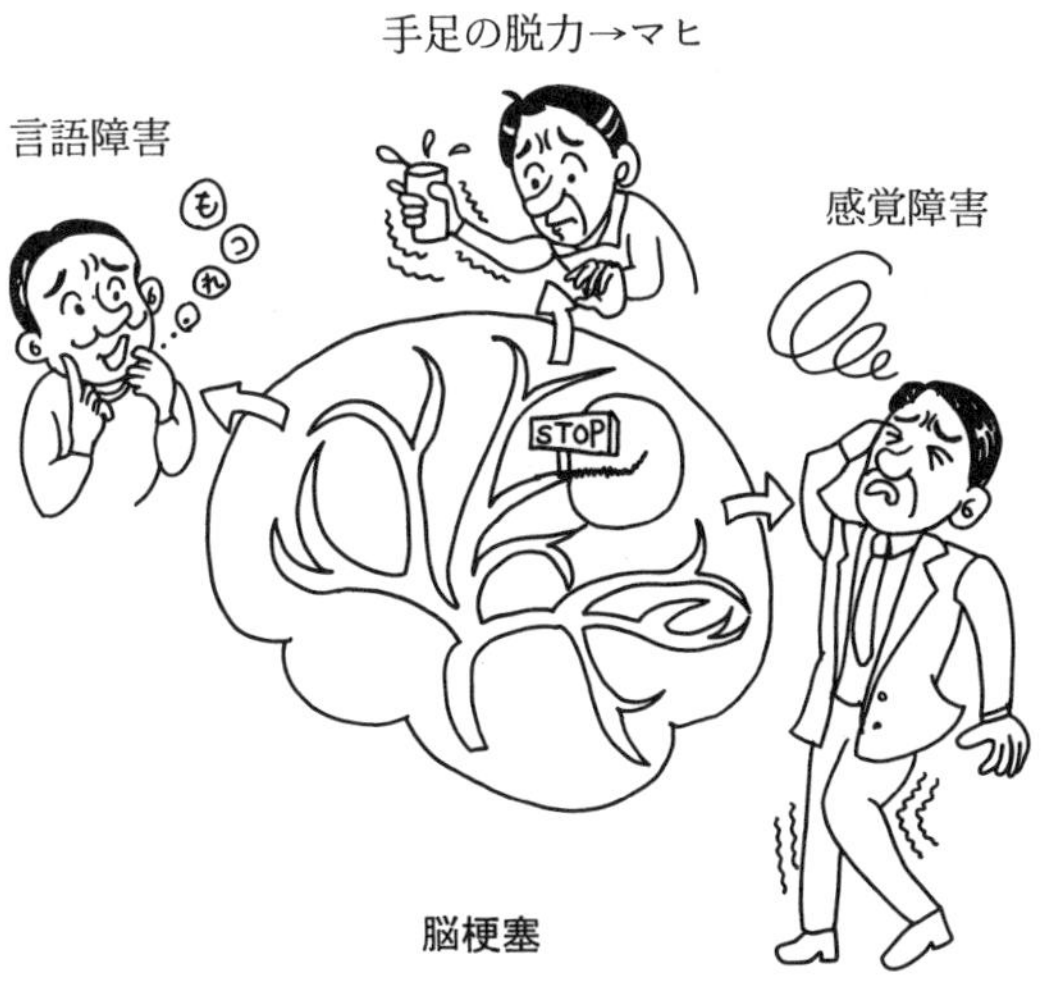

1　脳卒中

私の少年時代には、脳卒中で倒れる人がずいぶん多かった。親戚の高齢者はそれこそ順番のように倒れてゆき、長くても二三日で、この世を去って行った。その時代の病名は大体が脳溢血であった。

少年の私も、自分が年を取ると、きっとこの脳溢血という病気で倒れるに違いないと思った。しかし、自分がいま年寄りの仲間になって見ると、その可能性は少々変わってきた。現在では、どこかの癌に侵されて死ぬか、心臓をやられて死ぬかの確率の方が高くなってきた。

そして、ただいまは、心境としてはがん、心臓、そして脳卒中を入れた三つの病気のどれかで、そのうち命を取られるであろうというふうに変わってきている。

さて、脳卒中であるが、一口に言えば脳の血管障害である。脳の血管が詰まり、途中で破れたりしてそれから先の脳に血液が流れなくなり、脳神経が侵される病気である。主な脳血管障害を示すと**図6**のようになる。

脳卒中で突然死の危険が最も高いのは、頭蓋内出血（脳出血、クモ膜下出血）である。脳梗

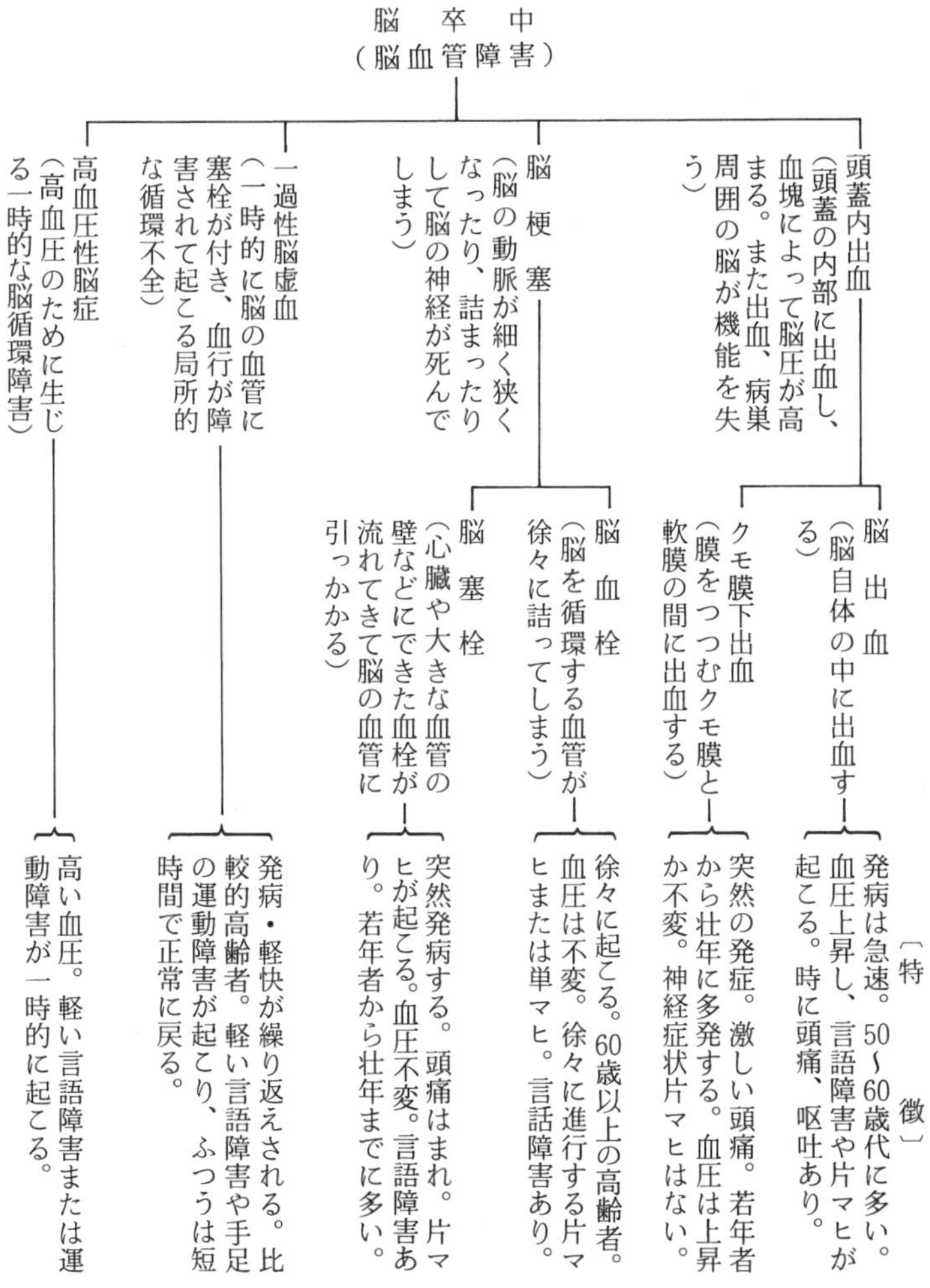
脳卒中
（脳血管障害）
頭蓋内出血
（頭蓋の内部に出血し、血塊によって脳圧が高まる。また出血、病巣周囲の脳が機能を失う）
脳梗塞
（脳の動脈が細く狭くなったり、詰まったりして脳の神経が死んでしまう）
一過性脳虚血
（一時的に脳の血管に塞栓が付き、血行が障害されて起こる局所的な循環不全）
高血圧性脳症
（高血圧のために生じる一時的な脳循環障害）
脳出血
（脳自体の中に出血する）
クモ膜下出血
（膜をつつむクモ膜と軟膜の間に出血する）
脳血栓
（脳を循環する血管が徐々に詰ってしまう）
脳塞栓
（心臓や大きな血管の壁などにできた血栓が流れてきて脳の血管に引っかかる）
〔特徴〕
発病は急速。50～60歳代に多い。血圧上昇し、言語障害や片マヒが起こる。時に頭痛、嘔吐あり。
突然の発症。激しい頭痛。若年者から壮年に多発する。血圧は上昇か不変。神経症状片マヒはない。
徐々に起こる。60歳以上の高齢者。血圧は不変。徐々に進行する片マヒまたは単マヒ。言話障害あり。
突然発病する。頭痛はまれ。片マヒが起こる。血圧不変。言語障害あり。若年者から壮年までに多い。
発病・軽快が繰り返される。比較的高齢者。軽い言語障害や手足の運動障害が起こり、ふつうは短時間で正常に戻る。
高い血圧。軽い言語障害または運動障害が一時的に起こる。

図6　脳卒中の種類と特徴

塞でも起こるが前者にくらべると頻度は低い。

発症から極めて短時間に死亡する症例は、出血部位が脳幹部に近く出血量が多い場合、クモ膜下出血が脳底部に発生し出血量が多く、脳幹部圧迫が強度な場合である。

発生した脳障害が主因とならず、他の臓器に及ぶ病変によって急死することもある。脳血管障害によって心臓や肺の異常が発生することはよく知られている。

クモ膜下出血では、致死的不整脈が発生することがあり、また肺機能異常を来すことは珍しいことではない。その発生理由については専門家の意見が別れているが、自律神経系ならびに内分泌系の障害が視床下部などの病変によって引き起こされるものと考えられている。

2　突然死への過程

脳卒中で急死する例は前述のように、頭蓋内出血（脳出血およびクモ膜下出血）が圧倒的に多い。また、頭蓋内出血では脳出血に比べてクモ膜下出血のほうが急死する率が多いようである。

その理由として、人の生命現象維持に最も大切な中枢のある脳幹部への重大な影響を来しやすいことが挙げられる。クモ膜下出血では脳を包む軟膜（柔膜ともいう）とクモ膜の間に出血が起こり、その出血状態によっては脳槽内に大量の血液がたまる。そのために脳幹部が急速に圧迫されて急死するケースが発生する。

脳出血では、この脳幹部への出血、脳室穿破、脳浮腫、脳ヘルニアなどを起こした場合には、予後は極めて不良である。

脳卒中で急死した中で、脳幹部病変があまり認められない例もあるようである。この場合には、脳血管障害に引き続いて発生する呼吸異常、並びに心拍異常が重要な急死要因となっていることが予想されている。

呼吸異常発生の原因としては、交感神経または副交感神経過緊張が推定され、心拍異常発生についても同じく自律神経系の機能異常や、カテコールアミンの過放出などが考えられる。これらの発生については、まだ確証はなく、専門家の意見も一定していない。

脳卒中による突然死への発生過程についてここでは**図7**のように示した。

脳卒中発生に至るリスクファクター（危険因子）は、一次的要因として体質、年齢、先天的異常（脳動静脈奇形など）が挙げられる。また、二次的要因としては、後天的異常（動脈硬化、血圧異常、耐糖能異常、心電図異常、血清脂質異常、肥満など）、生活習慣（喫煙、飲酒、睡眠不足、運動不足など）、勤労生活負荷（業務に関する過重負荷、過疲労、ストレス過剰など）を挙げることができる。

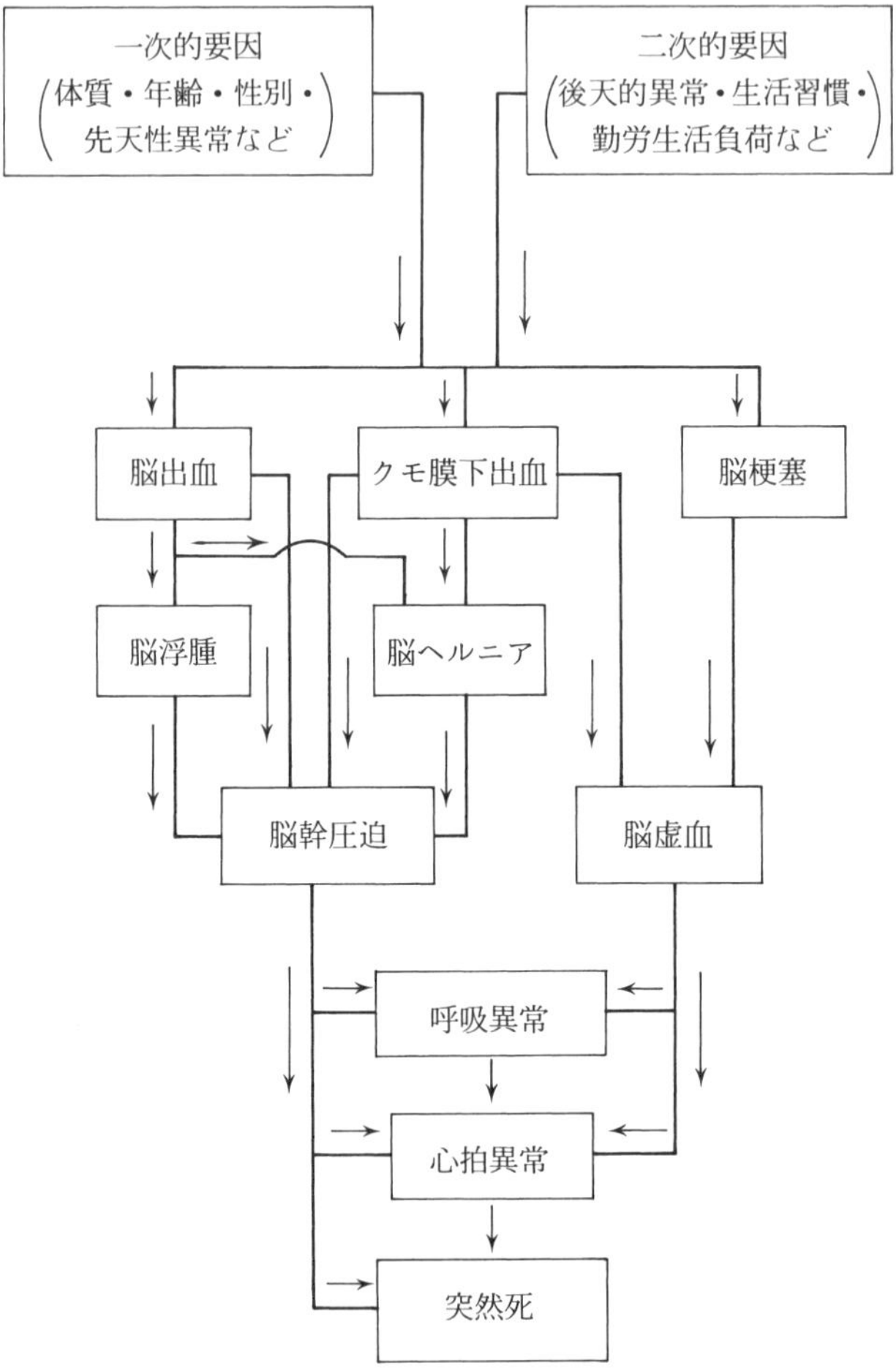

図7　脳卒中（脳血管障害）と突然死への過程

これらの要因は、それぞれ相関性を持ちながら互いに影響し合い、長期暴露、または短期増悪によって脳卒中発症の引き金となることは一般医学上認められるところである。

ただし、どの要因が突然死に決定的な役割りを演じたかの判別は現状において甚だ困難であると言わざるを得ない。

つまり、前述した因子群のうちから突然死への寄与因子を特定することは、互いの因子間交絡関係を確証に基いて消去しなければならないし、過去の生活状況判断を優先する普遍性の乏しい推定的な根拠が必要となるからである。

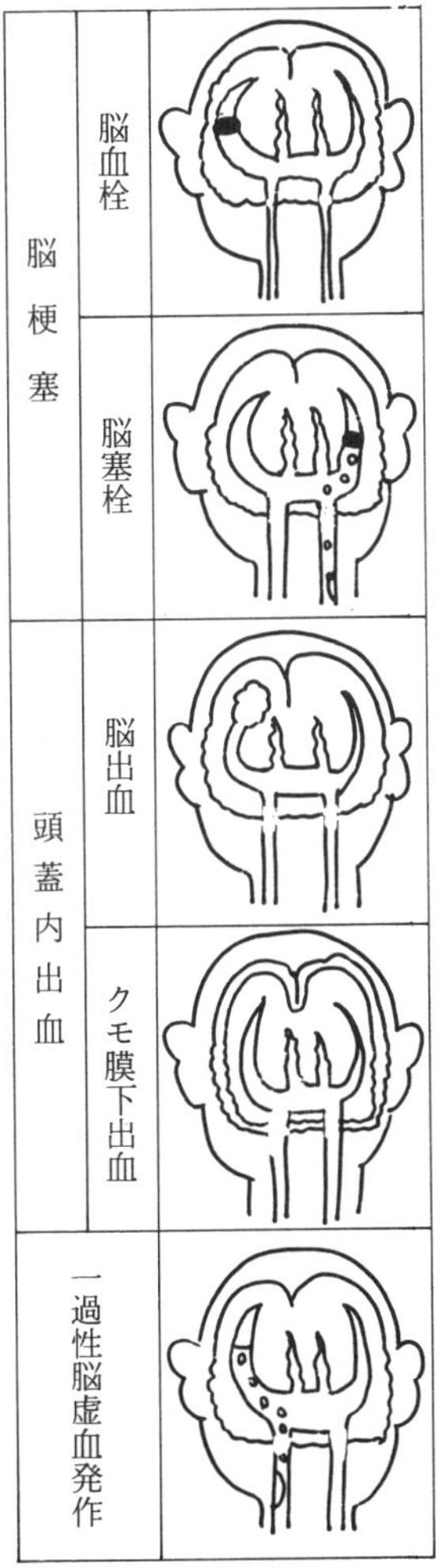

脳卒中の区別図

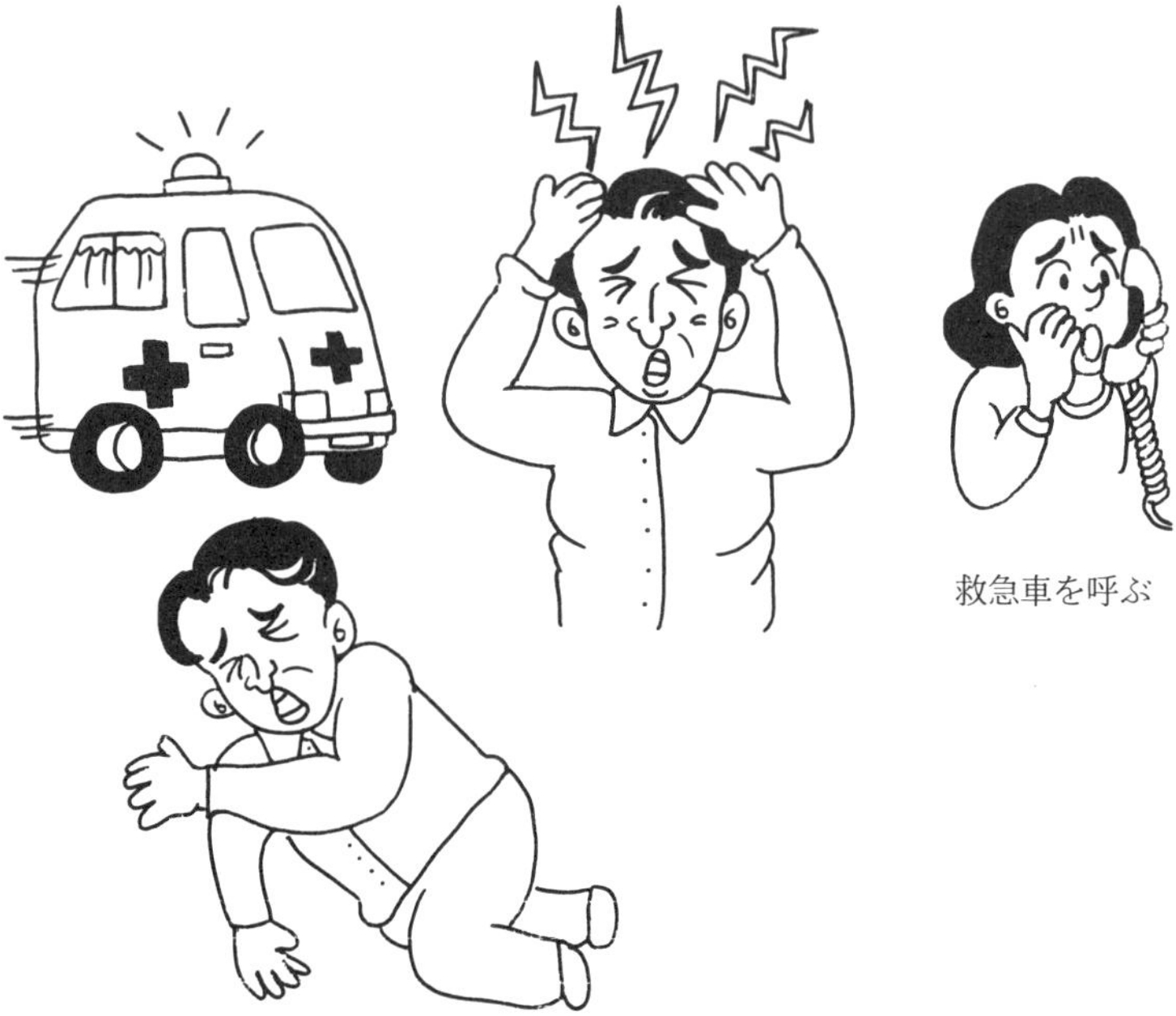

救急車を呼ぶ

吐いたものがのどにに詰まらないように身体を横向きにする

クモ膜下出血

III

心臓性の突然死

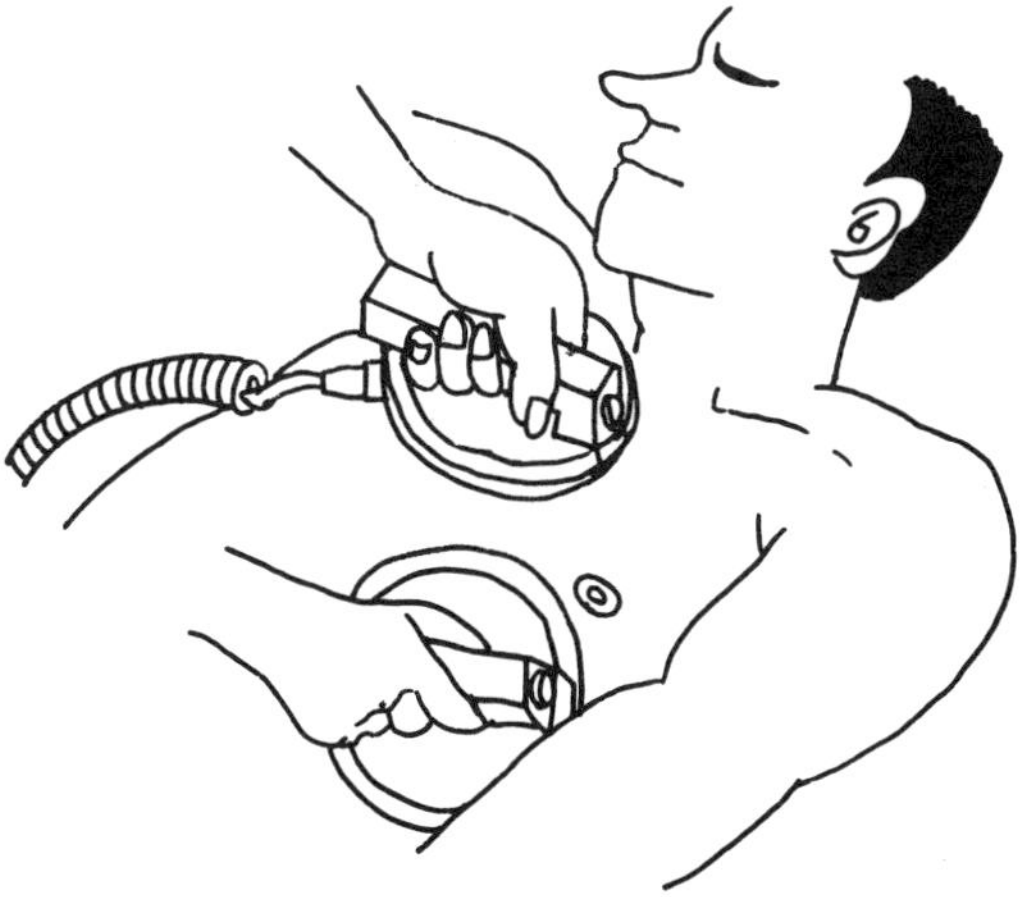

通電による電気ショックを行う（除細動）

1　ある人の例

Aさんは四五才の男性で、建築会社に勤務していた。肥満体ではあるが現在まで大病はしていない。従って医者にかかった病歴もない。

会社では従業員の成人病予防のため、B健診機関と契約して毎年全員の健康チェックを行っている。

昭和○○年三月のある日、AさんはB健診機関を訪れて所定の成人病健診を受けた。その時の健診成績は以下のような状態であった。

① 今までにかかった病気は特にない
② 手術を受けたことはない
③ 親族（血縁）で特記する病気にかかった者はいない

以上はAさんの問診表に記録されていた既往歴、手術歴、家族歴、の結果である。

「最近の症状についてお答え下さい」という三〇項目の質問欄では、

④ 大便に血がまじることがある

⑤　息切れがしたりどうきがしやすい
⑥　胸がしめつけられる感じがする（運動時）
⑦　小便に血がまじることがある。
などの項目に丸が付けてあった。
身体状況は以下の如くであった。
①　身長　一七五・〇cm　体重　一〇五・〇kg
　＊肥満度はプラス六三％でかなりの肥満がある。
②　血圧　最高血圧　一六九mmHg（正常値一〇〇～一四〇）
　　　最低血圧　九八mmHg（正常値　六〇～八九）
　＊高血圧がある。
③　脂質　総コレステロール　二一五mg／dl（正常値一二〇～二四九）
　＊正常範囲である。
④　肝機能　ZTT　五U（正常値一三未満）
　　GOT　一九U（正常値四五未満）
　　GPT　一四U（正常値四五未満）
　　γ－GTP　四一U（正常値四一未満）
　　ALP　六U（正常値一三未満）

＊おおむね正常範囲である。

⑤　代謝系　空腹時血糖　一五六mg／dl（正常値五五～一一〇）

尿糖　±（正常－）

＊糖尿病があるものと考えられる。

⑥　血液一般　ヘマトクリット　四六％（男　三九～五四　女　三五～四七）

ヘモグロビン　一四・八g／dl（男　一三～一九　女　一一～一七）

＊正常範囲である。

⑦　尿一般　蛋白　＋（正常－）　潜血　＋（正常－）

＊尿路系の炎症／出血がある。

⑧　胸部X線写真　（**写真1**）

＊心臓が拡大している。

⑨　心電図（**図8**）

＊心筋障害がある。

以上の検査所見からAさんは強度の肥満、高血圧、糖尿病、心筋障害などの存在を告げられ、医師による治療・管理を要する状態であることを説明されて帰宅した。

Aさんが健診を受けた翌朝、B健診機関に○○警察からAさんの昨日の健診状況について問い合わせがあった。

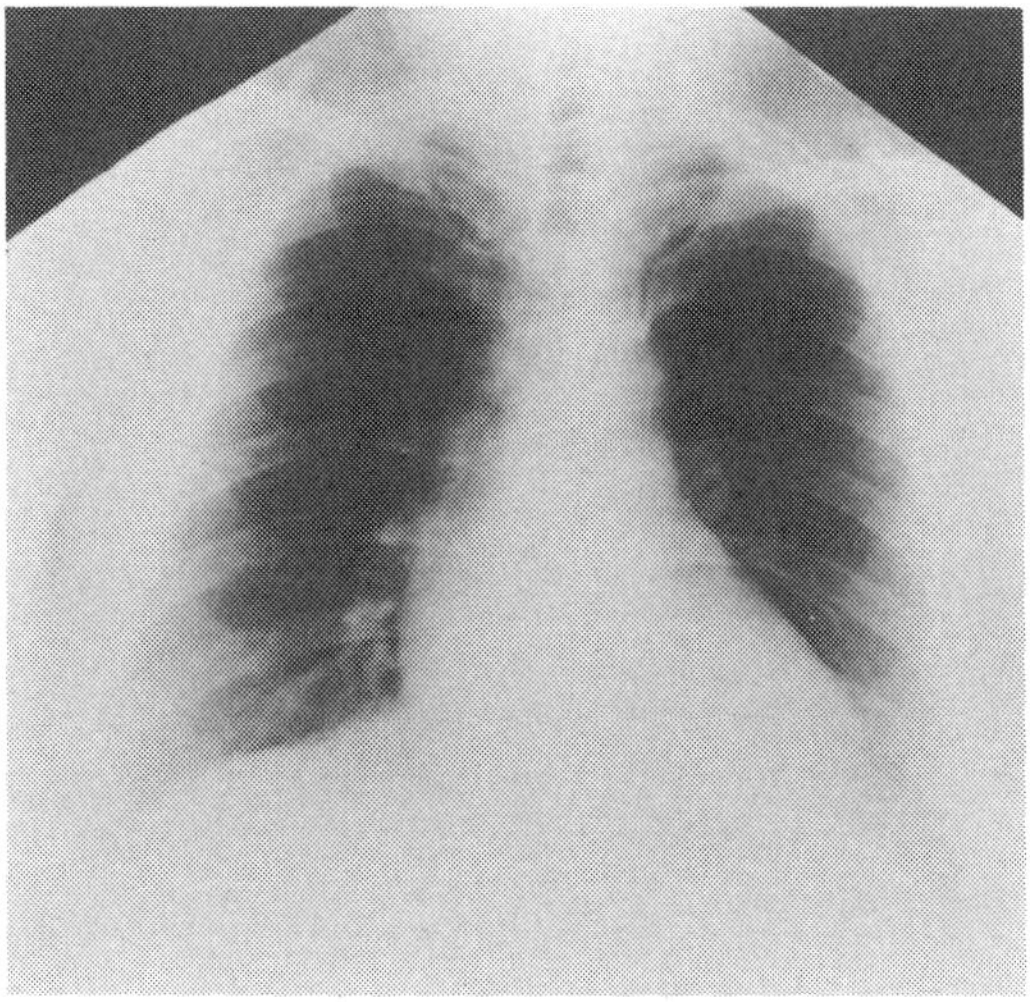

写真１　Ａさんの胸部写真

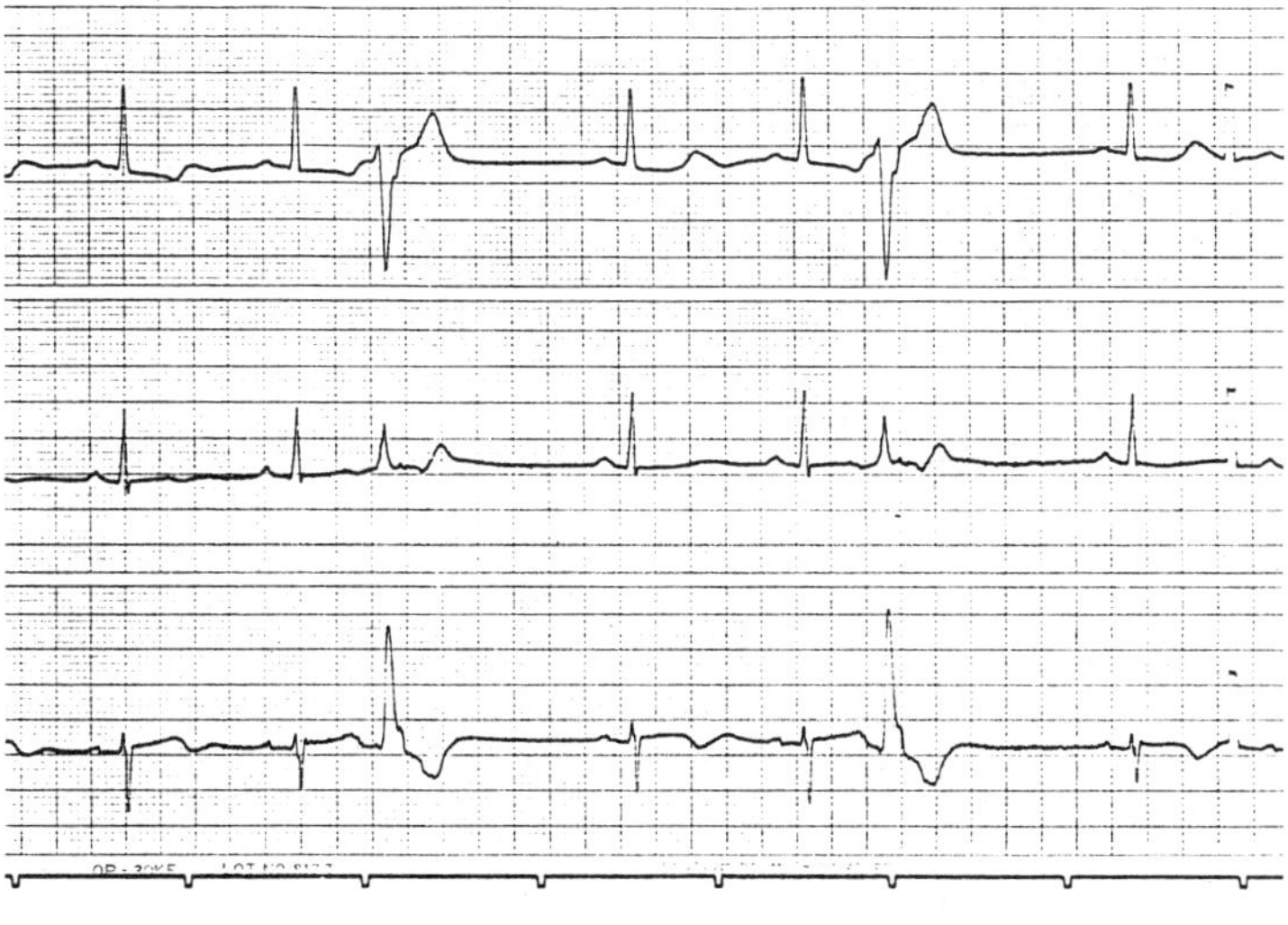

図８ａ　Ａさんの心電図(1)

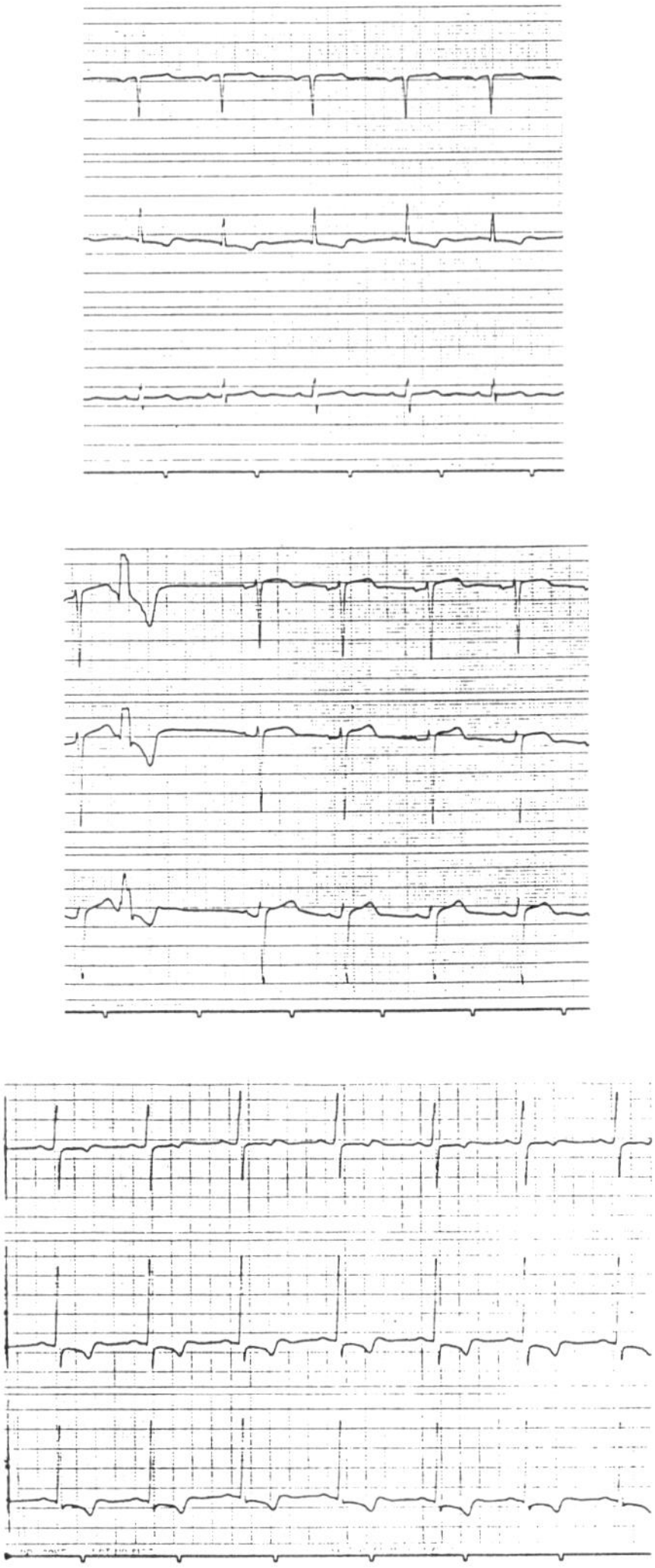

図8b　Aさんの心電図(2)

Ａさんは健診を受けた翌朝自宅で急死していたというのである。そして原因不明の死亡ということから監察医務院で行政解剖されることになったのである。

Ａさんの場合すでにかなりの自覚症状があり、心臓、肝臓、膵臓などにも障害が相当程度進行していたことが明らかである。Ａさんの解剖所見は情報が入手できず不明であるが、恐らくは心臓性突然死で亡くなったものと推定される。

突然死の中で最も多いのが心臓性突然死である。一見元気そうに見えても成人病の進行している人が、こうした不慮の死を遂げることは珍しいことではない。しかし、時には成人病健診で全く異常を認められない人にも心臓性突然死が発生する。こうした際には病理的解明の伴わない間接的原因を付けることがしばしば行われる。

たとえばストレス過剰であるとか労働過剰であるとかの状況証拠を死因にむすびつける風潮である。果たして、それが正しい判断であるのかどうかを、医学を学ぶ者として考えてみる必要があるのではないだろうかと思う。

そこで、心臓性突然死の実際について、いくつかの内外文献を追って考えてみることにした。

a．右前斜位

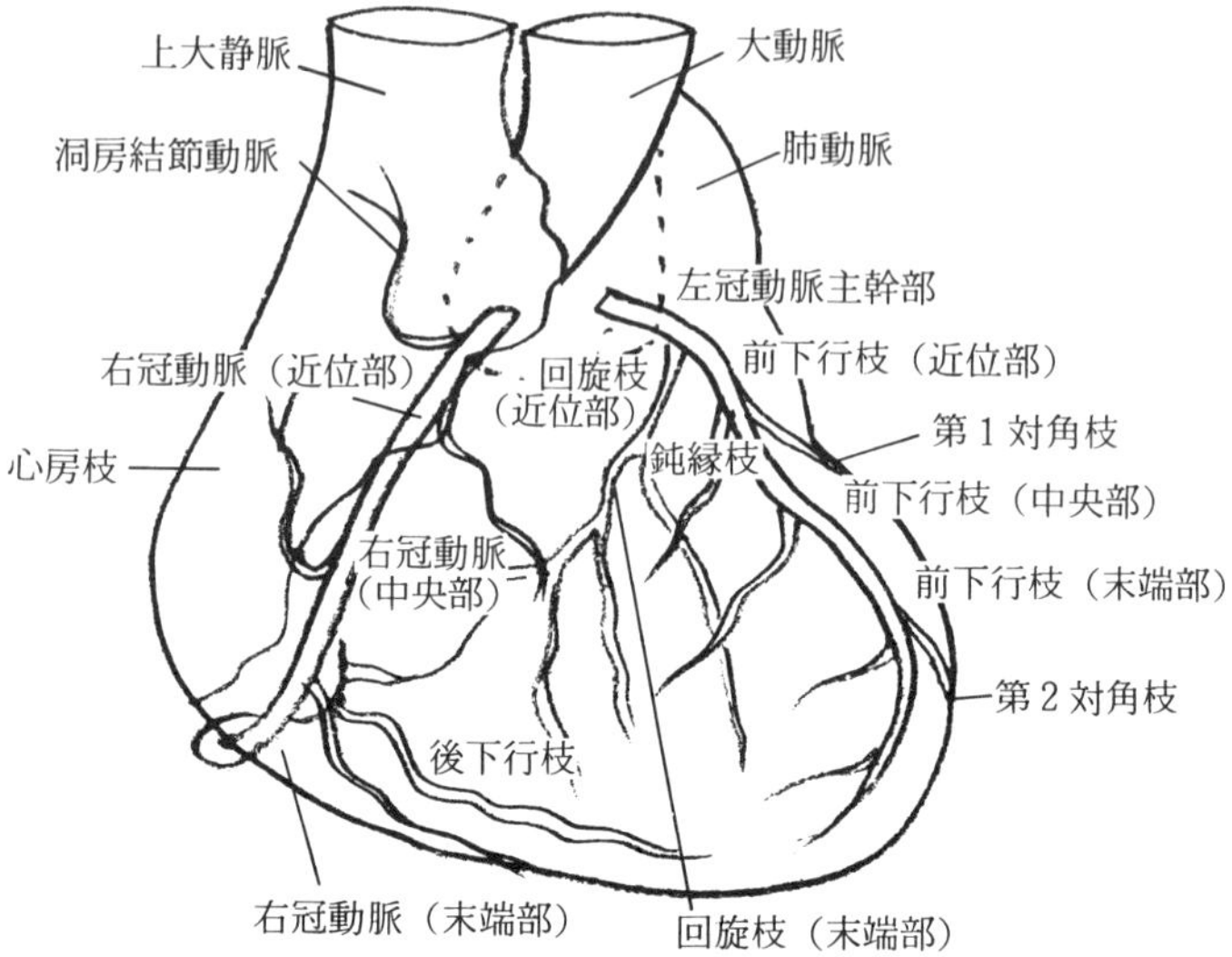

b．左前斜位

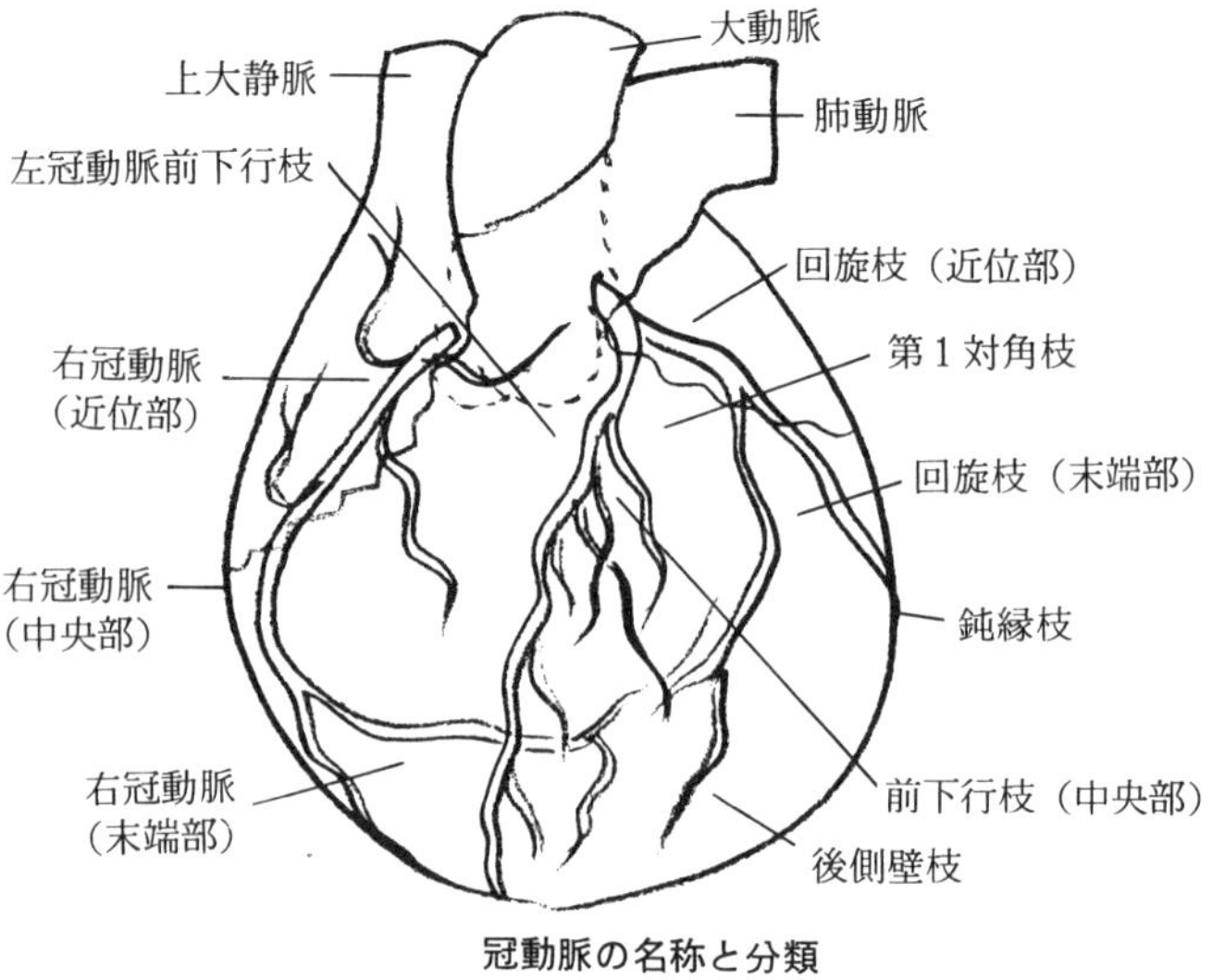

冠動脈の名称と分類

2　突然死の発生と心臓障害との関連

Aさんの突然死においては、既に心電図にも異常が表れているような心臓障害が存在していた。最初にこうした心臓障害をもつ人と突然死との関連はどうであろうかということから考えてみよう。

ボストン医科大学予防医学疫学部に所属しているウイリアム・B・カネル博士と共同研究者らは、一九八八年度に「フラミンガムスタディにおける心臓障害と突然死」という論文を発表している。そしてその概要は次のような内容である。

この報告は、五二〇九名の対象者に対して、三〇年間にわたり二年毎に経過を追って心臓調査をしたフラミンガム研究の中で、*うっ（欝）血性心不全と突然死の発生率との関係を調査したものである。

＊　**うっ（欝）血性心不全（congestive heart failure ＣＨＦ）**

うっ血性心不全はあらゆる心臓疾患の末期症状としてあらわれる。多くは心室ポンプ機能の低下によって起こるが、心房機能の不全でも起こりうる。また、不整脈、刺激伝導系の障害などが原因となることがある。

うっ（欝）血性心不全は、多くの心臓病経過の終点にみられる状態である。また、ここでいう突然死とは臨床的に状態が安定している患者が、一時間以内に死亡した場合である。

心臓障害のうち、*心臓冠状動脈疾患（略して心冠疾患という）を伴うものと伴わないものの突然死危険の比較図（**図9**）でみるように、心冠疾患が存在すると突然死発生が高率になる。また、**図10**のように心冠疾患と心不全による突然死危険は男性優位であることがわかる。

心不全が単独に存在するだけで突然死の危険が五倍に増加した。また、心冠疾患をもつ人はそのうえ二倍の危険が加わる。

心臓障害への大きな傾向を与えるファクターは、高血圧、肥満、**耐糖能異常、ヘビースモーカー、心肥大、および心電図異常（***心房細動）などである。これらはまた突然死のリ

---

* **心臓冠状動脈疾患**（**心冠疾患**）
心臓に栄養を補給する血管が冠状動脈で左右に分かれている。その動脈に病的な異常が起きている状態をいう。

** **耐糖能**
血液中の糖分量を一定濃度に保つ能力で、一時的に糖分を負荷しても血液中の糖分量は、或る範囲内にコントロールされる。血糖値が異常に増加したり、一定時間を経過しても正常値に戻らない場合は、耐糖能が低下していることが考えられ、糖尿病の疑いがある。

*** **心房細動**
心房全体が正常の収縮、弛緩を行わず、各小部分が無秩序、不規則、頻数に収縮している状態。

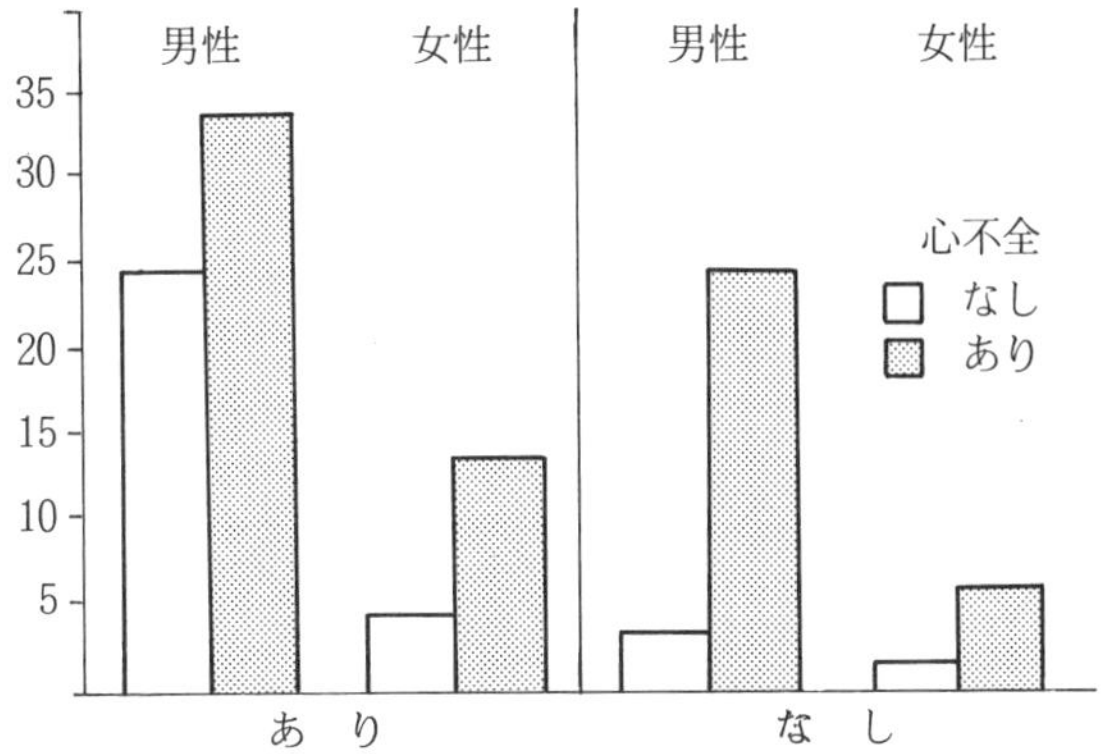

図9　冠疾患を伴うまたは伴わない心不全状態による突然死の危険：
35〜94才を対象としたフラミンガム研究における30年間の観察
Kannel et al, Am Heart J., 115(4), 871, 1988

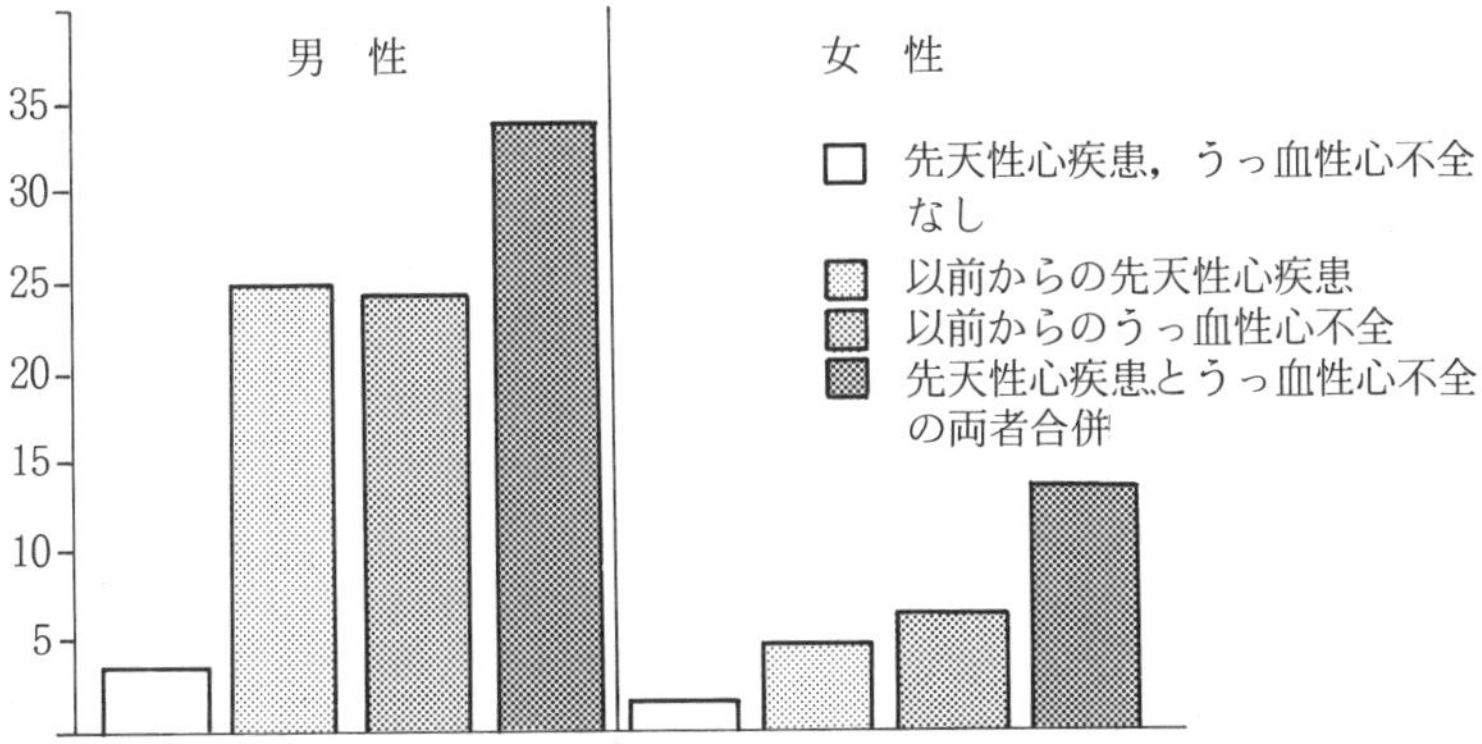

図10　心冠疾患と心不全状態による突然死の危険：
フラミンガム研究における30年間の観察
Kannel et al, Am Heart J., 115(4), 871, 1988

スクファクター（危険因子）となるが、修正改善できるリスクファクターでもある。

カネル博士らの論文では、フラミンガムスタデイ調査において突然死と心臓障害（特に心臓を環流する冠状動脈の疾患）とに深い関連性を認めたことが報告されている。また、男性の突然死が高率であることは、心臓障害へのリスクファクターの存在が女性に比べて多いことを示していると受け取ってよい。しかし、挙げられているリスクファクターは適正な治療または個人の努力によってそれぞれ修正可能であり、突然死が回避できるものであることを述べているところに注目したい。

3　突然死はいつ起こるか

同じフラミンガム研究の中に心臓性突然死がいつ起こるかを調査した論文があった。一般的に考えられているように、心臓性突然死は一日のうちで最も疲労度の大きい午後に多いのであろうか、大変興味深いところである。

ハーバード医科大学心臓脈管科に所属するステファン・N・ウイリッヒ博士とその共同研究者たちが一九八四年に発表した論文「フラミンガム心臓研究集団における心臓性突然死出現率

の日内変動」に次のような記述がある。

一九八四年から開始したマサチューセッツのフラミンガム研究においては、心臓研究オリジナル登録者五、二〇九名のうち、合計二、四五八名（四七％）の死亡者があり、それぞれの死因が記録されている。

現在の研究では、七二六名の明確な心臓死と一五八名の心臓死の可能性のある人とが確認されている。そのうち二六四名が心臓性突然死（全体の一一％）で、一六五名が心臓性突然死の可能性をもつ人（全体の七％）である。

心臓性突然死の明確な人とその可能性のある人の合計四二九名において、患者の平均年齢は六十九プラスマイナス十・七年である。性別分布は六五％が男性で三五％が女性である。

死亡時刻に関する初期の情報源は、死亡目撃者についての電話質疑またはインタビューによる。症例の四三％は死亡者の肉親、三四％は医学リポート、一一％は新聞記事による計算、そして一二％は死亡診断書によった。

死亡の正確な時間が判明したのは四二九名中の二五五名（五九％）である。また、八二名（一九％）については死亡発生の日の八時間以内である。

心臓性突然死発生の時刻毎のリスク状況は**図11**の如くである。これによると心臓性突然死の時刻別リスクは、午前七時から同九時までが最大値七〇％で、一日の残り二二時間の

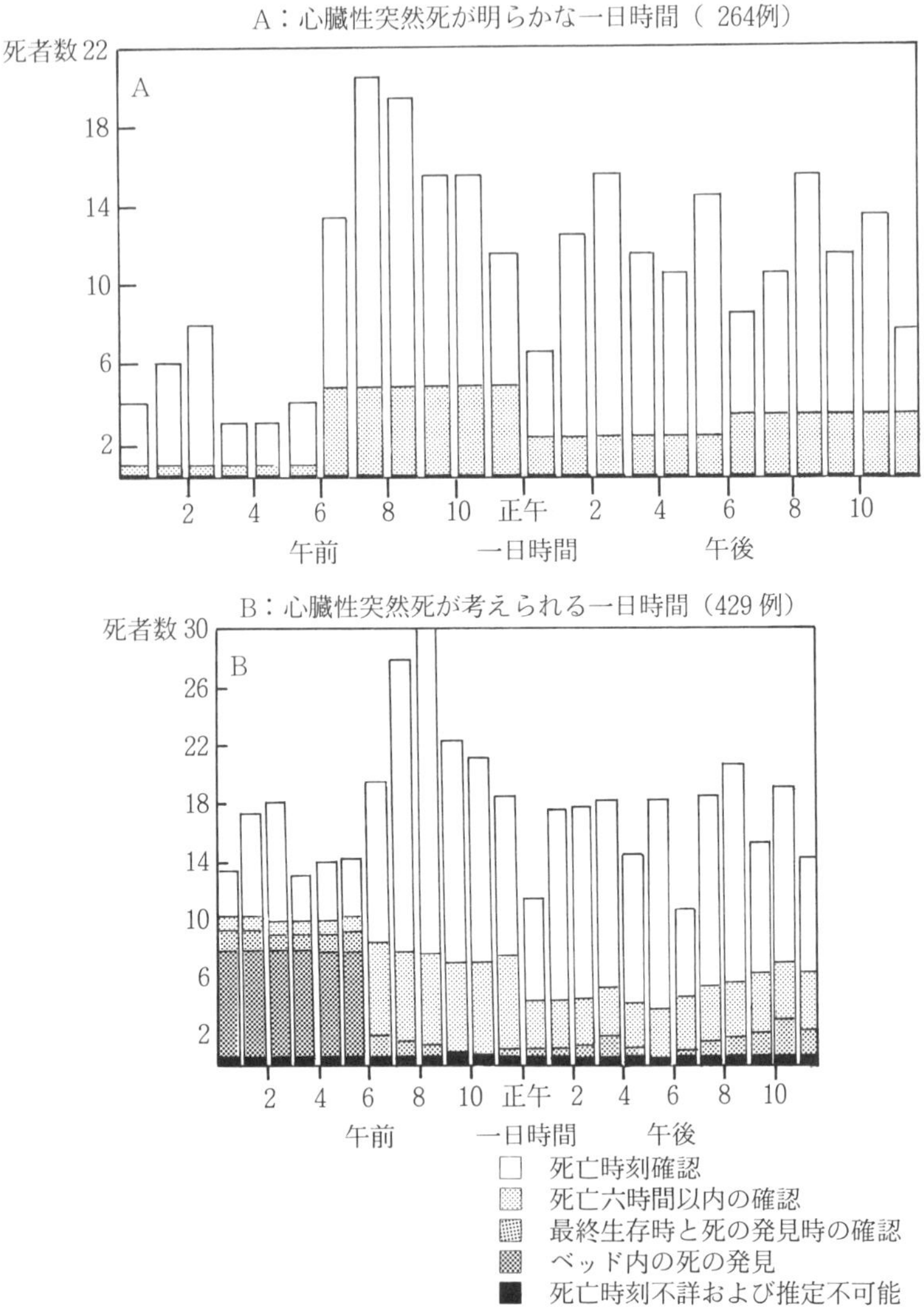

図11　心臓性突然死発生の時刻別状況

Willich et al, Am J Cardiol., 60(10)：803, 1987

平均的リスクよりも高度である。おおむね重大な心臓性突然死は、午前六時と正午との間に発生している。

心臓性突然死の日内変動は、男性と女性、老人と若者ともに同じであった。また、心臓性突然死は年間の月、週、日を通じて平等に分布している。

心臓性突然死の最大の原因は＊心筋虚血の結果であることを第一に提唱したい。心筋虚血の結果としては、動脈硬化した冠状動脈血管部位における＊＊血小板凝集形成が起こることが推定できる。この過程は朝方の発生がありうる。なぜならば動脈圧の増加が起こる時間であるからだ。そして動脈硬化斑の破裂が増加し、そのために血液凝集性コラーゲンが曝される。また、冠状動脈緊張の増加と血小板凝集能の増加が生じる。

第二の提唱としては、心臓性突然死がしばしば初期不整脈の結果で生じるということである。＊＊＊致死的不整脈は交感神経系の活動増加よって、朝方に多く発生しやすくなると

＊　**心筋虚血**
心臓を構成する筋肉に流れる血液が減少すること。

＊＊　**血小板凝集形成**
血液成分のうち含まれる血小板が集まり固まりを形成する状態。

＊＊＊　**致死的不整脈**
不整脈のなかでも心停止に移行し易いタイプの不整脈。

考えられる。

ウイリッヒ博士らは、この調査で心臓性突然死が午前六時頃から昼頃までに多発する事実を統計的に明らかにし、その原因を心臓の冠状動脈の緊張と血小板凝集能の増加、交感神経系の活動増加と致死的不整脈の発生に求めている。

ふりかえってみると、平成元年の春急死した三人の文筆家、成人病健診を受けた翌日急死したAさん、これらの症例がいずれも朝方または午前中の突然死であった。それはこの論説に合致している発症であるが、一般的には疲労感やストレス加重の多い午後の突然死が多いように思われがちである。疲労と突然死との関係を考えてゆく上でも大いに参考になる調査である。

心臓性突然死の発生原因ということになると、このようにまだいろいろと未知の問題があるようだ。

4　突然死の病理的基盤

次に突然死の発生に関して、更に病理的な見解を参照してみよう。

ウイリッヒ博士は論文の中で、心臓性突然死の発生について、心筋虚血と致死的不整脈の役割が重要であると述べている。そこで、これらについての病理的見解を持つ論文を探してみた。心冠動脈閉塞が突然死発生に大きな役割を演じているという見解の論文は数多いが、ここではカナダのマックマスター大学医学部病理学教室の、コリン・J・シュワルツ博士とその共同研究者の論文を引用してみよう。

心臓の＊冠動脈微閉塞はいろいろな変化によって起こる。しかしながらその突然死に対する潜在的役割については比較的軽くみられているようだ。

微小動脈の塞栓は、血小板血栓または粥腫性の原因によって起こる。これらの原因は斑状潰瘍と大動脈または冠動脈の断裂とから発生する。粥腫性の破片による微小塞栓は決して特殊な発生ではない。

この微小塞栓は恐らく心臓、肝臓、前立腺そして＊＊中心網膜動脈など多くの剖検内臓からも発見されるであろう。これらは心臓の＊＊＊刺激伝導系統あるいはその＊＊＊心筋内小脚枝への血液補給を危うくし、虚血によって顕微鏡的病巣が発生する。そして恐らくは不整脈と心臓性突然死の発展のステージを設定することになろう。

＊　**冠動脈微閉塞**

心臓に栄養を補給している動脈の末梢細小動脈が塞がり詰まること。

＊＊　**中心網膜動脈**

眼球壁で最内方の一層を網膜といい、そのやや中心部から周辺部全体に分かれている動脈。この動脈が閉鎖する病変を網膜中心動脈塞栓症という。高度の視力障害をきたし、時に失明する。

血小板血栓による塞栓は心臓性突然死の原因の重要な役割を果たすであろう。またそれは臨床像の変化としても重要性がある。

マスタードとパッカムらも*****心冠微小循環における通行血小板血栓の塞栓が、心臓性突然死の発生のメカニズムとして重要であることを強調している。

心臓性突発死において、心筋または冠動脈に著しい病理的変化がみられない症例がみられる。それは******虚血性心疾患（ＩＨＤ）による突然死のカテゴリーについては将来の疫学的研究において更に注意深く定義されるべきであることを示唆するものである。

*** **心臓刺激伝導系**
心臓の収縮は一定のリズムで心房から心室へと伝わる。これは心臓に刺激伝導系と呼ばれる特殊な筋繊維群があり、自動興奮の発生と心房から心室への興奮伝導を行っていることによる。この系は洞房結節、房室結節、ヒス束、左右脚、プルキンエ繊維などからなる。

**** **心筋内小脚枝**
刺激伝導系の筋繊維は左右脚の末梢が更に枝分かれして、心筋固有の筋肉に移行する。その手前の部分をプルキンエ繊維という。これらの網目状に分布する小脚をいう。

***** **心冠微小循環**
心臓冠状動脈の細小動脈循環

****** **虚血性心疾患**（ischemic heart disease ＩＨＤ）
心臓冠状動脈系を侵し、心筋に虚血をきたす疾患群。

シュワルツ博士らはこの論文の中で、刺激伝導系における病理的損傷の潜在的重要性を議論し、心臓性突然死の全症例において刺激伝導系とその血液補給についての検査が通常化されるべきであることを提言した。また、冠動脈微小塞栓を含む微小血管疾患の役割が心臓性突然死の潜在的メカニズムとして重要であることを強調している。

5　突然死の発生と処置

心臓性突然死の発生に関して、その原因となるファクターの説明ならびにその処置についての報告文がみつかった。

それはアメリカ・フロリダにあるマイアミ大学医学部心臓外科のロバート・J・メイヤーバーク博士が、一九八六年ワシントンにおいて開催された第一〇回心臓病学世界会議の「心臓性突然死に関するシンポジウム」で発表したものであり、その要旨は以下の如くである。

アメリカにおいては毎年三〇万人を上回る心臓性突然死が発生している。その最も一般的な基礎原因は心臓冠状動脈疾患である。

心臓性突然死犠牲者の病理的研究においては、広範な心臓冠状動脈硬化を見出すが、これは大きなマーカーとなる。また、治ゆ心筋梗塞は心筋肥大と同じように心臓性突然死に伴う普通の所見である。非硬化性の冠状動脈異常についても心臓性突然死と関連しているものがある。またうっ（鬱）血性心不全（CHF）は心臓性突然死の通常の原因となる。その他の原因は、炎症、浸潤、新生物、壊死進行、心臓弁疾患、初期電気生理学的異常である。

入院前心拍停止犠牲者（DOA）の大きなグループには、初期の接触において心室細動を認める。また、初期の接触で患者の生存の成り行きを左右するのは、患者が心室頻拍（最良の経過となる率が高い）であるか、徐脈または無収縮（最悪の経過となる率が高い）であるかのところにある。

冠動脈疾患に関する心臓性突然死の病理は次の二つの見方から検討しなければならない。その一は冠動脈の構造的異常であり、その二は心筋の病理である。それぞれは更に慢性的病理的異常と最終段階の病態と関係する急性進行性異常とに細分されなければならない。

心臓性突然死に貢献するファクターと原因は大変多い。そして冠動脈硬化とその併発症は心臓性突然死の最も通常な基礎をなす原因であることは確かであるが、その他の原因とファクターについても次の理由から重要である。一つは病態生理学的メカニズム解明に役立ち、もう一つは死の前に見分けられて時に発症を予防することができるからである動脈硬化のない冠動脈異常は恐らく突然死と連合しているであろう。これらには冠動脈塞栓、冠動脈炎、冠動脈の機械的塞栓、冠動脈スパスムスのような機能的異常、および先天性冠動脈異常などを包含している。このうち冠動脈の先天性異常の中にある肺動脈からの冠動脈異常源は、外科的に修正できる欠陥である。

入院前心拍停止犠牲者における進展した成り行きは二つの因子に関係する、その一つは早期の*除細動であり、一つは早期の生命維持手段の開始である

心拍停止の場面から除細動を施す救急室に到着するまで基本的心肺蘇生法を受けた患者と、心拍停止の場面で直ちに除細動を実行された患者とを比較したアイゼンベルグらの報告がある。それによると、通常の心肺蘇生テクニックを用いた場合には単に二三%の患者が病院到着時生存し、七%は生存退院となった。それと対照的に、直に除細動を受けた場合には病院到着時五三%が生存していた。そして二六%が生存退院した。

メイヤーバーク博士の報告で心冠動脈の器質的または機能的異常と致死的不整脈の発生とが心臓性突然死の原因として大きなウエイトをもつことがわかる。そして心拍停止直後の処置がその人の生命を左右することもよくわかる。

＊除細動
心臓の細かな収縮を除くこと。

6　突然死と致死的不整脈

ロバート・J・メイヤーバーク博士他は、さらに、一九八〇年四月『アメリカ医学雑誌』六十八巻に、入院前心拍停止から回復した患者の臨床的、電気生理学的、血行動態的プロフィールという題名の論文を発表している。その中で致死的不整脈に関して次のように述べている。

三年間にわたる三五二例の入院前の心拍停止患者について調査した。その結果は図12の如くである。

救急職員による初期の電気生理学的記録では心室細動二二〇（六二％）、心室頻拍二十四（七％）、除脈性不整脈または心拍停止一〇八（三一％）であった。

このうち早期生存例は心室頻拍群が最高であった（二十四例中十六例が回復し入院となる。六七％）。除脈性心拍停止群が予後最悪であった（一〇八例中九例が生存到着したが生存入院なし）。心室細動二二〇例中の五十一例（二三％）は回復して入院した。これは心室細動についての従前の報告よりも良好な結果である。

このリポートはマイアミ市救急隊から回答された入院前心拍停止三五二例に由来するデータ

を根拠としている。この記録を提供したマイアミ市救急隊は、緊急呼び出しに際しての八〇％は最初の受報から四分以内に到着できるという強力な体制である。また救急隊員は初期接触において、生命徴候の認定、心肺蘇生術の実施、緊急心電図の判定、除細動と投薬の実施などを

心電図記録	心室細動	心室頻拍	徐脈性不整脈又は心拍停止	計
心拍停止数	220	24	108	352
死亡	133（60％）	3（12％）	99（91％）	235（67％）
入院時生存数	87（40％）	21（88％）	9（9％）	117（33％）
死亡	36（41％）	5（24％）	9（100％）	50（43％）
退院時生存数	51（59％）	16（76％）	0（0）	67（57％）

図12　入院前心拍停止患者の生存パターン
Myerburg et al, Am J Med., 68：570, 1980

高度に訓練されている。

救急チームは、行動開始に際して最初に心電図記録を遠隔計測電送装置を用いて管轄施設病院（本例ではジャクソン記念病院）へ送る。そして、二方向ラジオシステムによる医師との直接通話を通じて当該患者の回復措置を指導される。

初期回復措置が成功した患者は、直ちに一次救急病院へ移送され、病状の展開よっては、更に適切な設備を持つ二次病院へ移送する。

このリポートの全症例は、こうした完備された救急システム並びに訓練された救急隊員の移送の下において取り扱われた記録であるが、入院前心拍停止患者の回復については不整脈の種類によって、かなりの差があることを示すものであり、本症例によれば同じような心拍停止の状態にあっても心室頻拍については救命措置の予後が良く、また心室細動に関しては初期救急措置によって救命の可能性が更に高まることを示唆している。

メイヤーバーク博士らによる以上の二つの報告は、主として心臓外科の立場から心臓性突然死をとらえたものである。そして、心冠疾患の存在を伴う突然死についての成因と処置とを多くの症例を基に統計的に論じている。

確かに、心臓性突然死の発生が統計的に心冠疾患などを伴う場合に多いということは、医学常識的に極めて妥当な進行過程であって、誰も異論をはさむものではない。従って、心臓性突然死の発生率がそうした病的変化の起こってくる中高年齢層に高いこともまた無理のない結果といえよう。

しかし、致死的不整脈による突然死発生のプロセスということになるとまだ明確な定説がなく、更に論証を進めて行かなければならない問題である。

ともかく、心臓性突然死発生原因についての全体像を網羅的に検証して行くことは、あたかも複雑な迷路を進むような気分でかなり骨の折れる作業であるが、まずは今までに解明された事実をたぐりながら一歩一歩前進するしか方法がない。

7　ペンシルバニアに発生した突然死

そこで今度はちょっと視点を変えて、心臓性突然死の発生状況についての報告に目を通してみよう。

どんな仕事をしている時に突然死したかという疫学的調査があった。

アメリカ労働安全衛生研究所に所属するシンシア・C・ロビンソン博士とその共同研究者が、一九八七年に発表した「産業地域住民における仕事中の突然死に関する疫学的研究」というリポートである。

このリポートはアメリカペンシルバニアのアレゲーニー郡において、一九七九年から一九八二年の間に仕事中発生した就業白人男子二一二名の死亡例について、郡検死官記録をもとに検討した調査記録である。

これによると、郡内に勤務する白人労働者の比較調査のなかで、内因性突然死または致死的外傷についての危険増加にある職業と産業が存在することが確認されたというのである。以下関連する事項について抄述してみる。

仕事中に発生する突然死は、致死的外傷（外因性突然死）と自然死（内因性突然死）とに大別される。なかでも心臓冠状動脈疾患にもとずく心臓性突然死は、仕事中に起こる自然死の最も普通の原因である。また、心臓性突然死はアメリカにおける中高年者間の死の主要な原因でもある。

いままでの研究では仕事場において潜在性化学物質暴露による突然の心臓血管死が数多く確認されている。また、特異的に心臓毒性化学物質が関連する病理的メカニズムが仮定または示唆されているケースレポートも沢山ある。表の内容は省略したが、数種類の化学物質による職業性暴露は恐らく突然心臓発作の重要な促進因子となろう。そして、心臓脈管系疾患の疫学的研究において増加死亡率が関連づけられた化学物質を扱う職業も少ないことが分かった。

仕事上の内因性突然死の年齢特性率を比べてみると、四四才までは突然死の危険が低

表５　ペンシルバニア・アレゲニィ郡における従業中の白人男子10万人に対する突然死年間発生率

率	産業	率	職業
18.6	商業，修理，動産，演芸，娯楽サービス	27.0	サービス
		14.5	精密品生産，技術
16.2	通信報道，公益事業	13.1	運転操作，労務提供
14.9	建設	7.8	農業，森林，水産
12.6	運輸	7.3	技芸販売，扶養
11.0	専門職（弁護士，医師など），行政管理	3.6	管理，知的専門
10.5	製造業		
9.0	卸売業および小売業		
7.6	金融，保険，不動産		
4.3	農業，森林，漁業，鉱山業		
11.2	全職種および産業		

Robinson et al, Am J Epidemiol., 128(4)：814, 1988

く、四五才〜六四才では突然死の危険が急速に高まり、六五才以上では最高の危険となっている。仕事上の内因性突然死の年齢調整年間発生率を産業と職業とによって**表５**にランクした。これによるとサービス業で働く人が年齢調整突然死率で一〇万人に対して二七・〇と最高である。そして、用務員と保守係の死亡はサービス業における死亡の四五％を数える。警備員と夜警の率は二四％である。

このような最大突然死率は、学校用務員、管理人、保守作業員、保安警備員などのサービス業に従事する人々に観察された。この調査により過度の心臓血管リスクは、多分に低地位職業にある人々によって経験されていることが示唆される。警備員、管理人、または夜警などのサービス業従事者は、おそらく消防士、警察官、または精神的肉体的労働を要するストレスの強い職業を離職した人の第二の職場と考えられる。保安警備員のようなサービス業ではストレスが多く座業であり、かつ孤独な状況を伴う仕事である。それは肉体労働を強制されていたり、またはストレスの多い仕事を離れた人々に対しては特別な障害を与えることになるであろう。フィンランド鋳造工場作業者は重作業から軽作業へ移動した人には心臓脈管系死亡の高いリスクが見られるという研究がある。心臓冠状動脈疾患に対する職業性ストレスの影響は、以前の仕事と関連するものと考えられる。

この調査では、前段において化学物質の心臓毒性、職業性暴露と心臓死、心臓冠状動脈疾患および突然死と深い関連のある職業などが紹介されている。後段においてはサービス業の高突然死率、そのうち特に、肉体労働者またはストレス過剰労働の離職後における軽作業再就職者の心臓脈管系原因による死亡の高いリスクなど多くの興味ある問題が提起されている。

心臓性突然死の発生原因がその人の生前職業といかに係わるかの問題は、このような疫学的調査やケースレポートの解析を地道に積み重ねて行くことによってようやく解明されるものである。

8　学童に起こる突然死

これまで挙げてきた報告によって中高年齢者の心臓性突然死発生が、主として心冠疾患の存在と致死的不整脈によるものが多いことが理解された。しかし、年少者の突然死はどのような原因で起こるのかについても考えておかなければならない。

そこで、学童に起こる突然死の状況を調査した日本大学医学部小児科の大国真彦教授の報告を参照してみよう。

それによると、結論的には学童期の突然死の大部分は心臓性突然死であるということである。大国教授らが調査した児童・生徒の突然死例の剖検成績は**表6**の如くであり、四十七例の突然死中三十六例（七七％）が心臓死であった。

心臓疾患の中では心筋炎と急性心機能不全が最も多く、特発性心筋症と考えられる心肥大が五例となっている。これらのいわゆる心臓麻痺は発症から死亡までの時間が短く、不整脈死、すなわち心室細動または心拍停止というリズム死と考えられるという意見である。

また、同教授は、突然死例の原因と死亡時の状態を**表7**の如く類別している。これによると、心筋炎はすべてにおいて運動と関連し、急性心機能不全は運動と関連しているものと睡眠中に発生するものとが多い。またその他の心疾患では睡眠中が特に多く、ついで運動中、運動後、歩行中などの順に発生していることがわかる。

表６　学童突然死例の剖検診断（都立監察医務院）

心疾患	36		77％
心筋炎		10	
急性心機能不全		10	
ショック		1	
冠動脈瘤		2	
心筋梗塞		1	
不明の心肥大		5	
冠動脈狭小（急性心機能不全）		4	
大動脈弁閉鎖不全		1	
僧帽弁閉鎖不全		1	
大動脈弁狭窄		1	
大血管疾患	3		6％
動脈瘤破裂		3	
神経系疾患	7		15％
てんかん（１例は吐物吸引		3	
小脳出血		3	
硬膜下出血		1	
小脳腫瘍		1	
感染症	1		2％
流行性脳脊髄膜炎		1	
計	47		

大国真彦：小児内科，Vol. 15，No. 12，1983－12

表７　突然死例の原因と死亡時の状態

		運動中	運動後	歩行中	睡眠中	その他
心大血管系	心筋炎	●●●●	●●●	●●		●
	急性心機能不全	●●●●	●	●	●●●	●●
	その他の心疾患	●●●●	●●	●●	●●●●●●	●
	大血管疾患		●			●●
神経系疾患		●●●		●	●	●●
感染症						●

大国真彦：小児内科，Vol. 15，No. 12，1983－12

9　突然死と心筋異常

比較的若年者における心臓性突然死がどのように発生するかについてさらに踏み込んだ論説があった。

東京女子医科大学附属日本心臓血圧研究所循環器内科・小笠原定雅教授他は雑誌『臨床科学』（一九八七年）に心筋疾患と突然死についての論文を発表している。この論文では心筋疾患においての突然死をⅠ．肥大型心筋症、Ⅱ．拡張（鬱血）型心筋症、Ⅲ．特定（二次性）心筋疾患の三者に分類して以下の如く述べている。

Ⅰ．肥大型心筋症の突然死リスクは高い頻度である。そのメカニズムはまだ不明といわなければならないが、次のような事実がある。

① 比較的に若年者、特に学童期の子供に多くみられる。

② 家族内の発生頻度が高い。

③ 運動中ないし運動直後の死亡が多い。

この突然死の原因については現在、主に不整脈によるものと考えられている。そしてこ

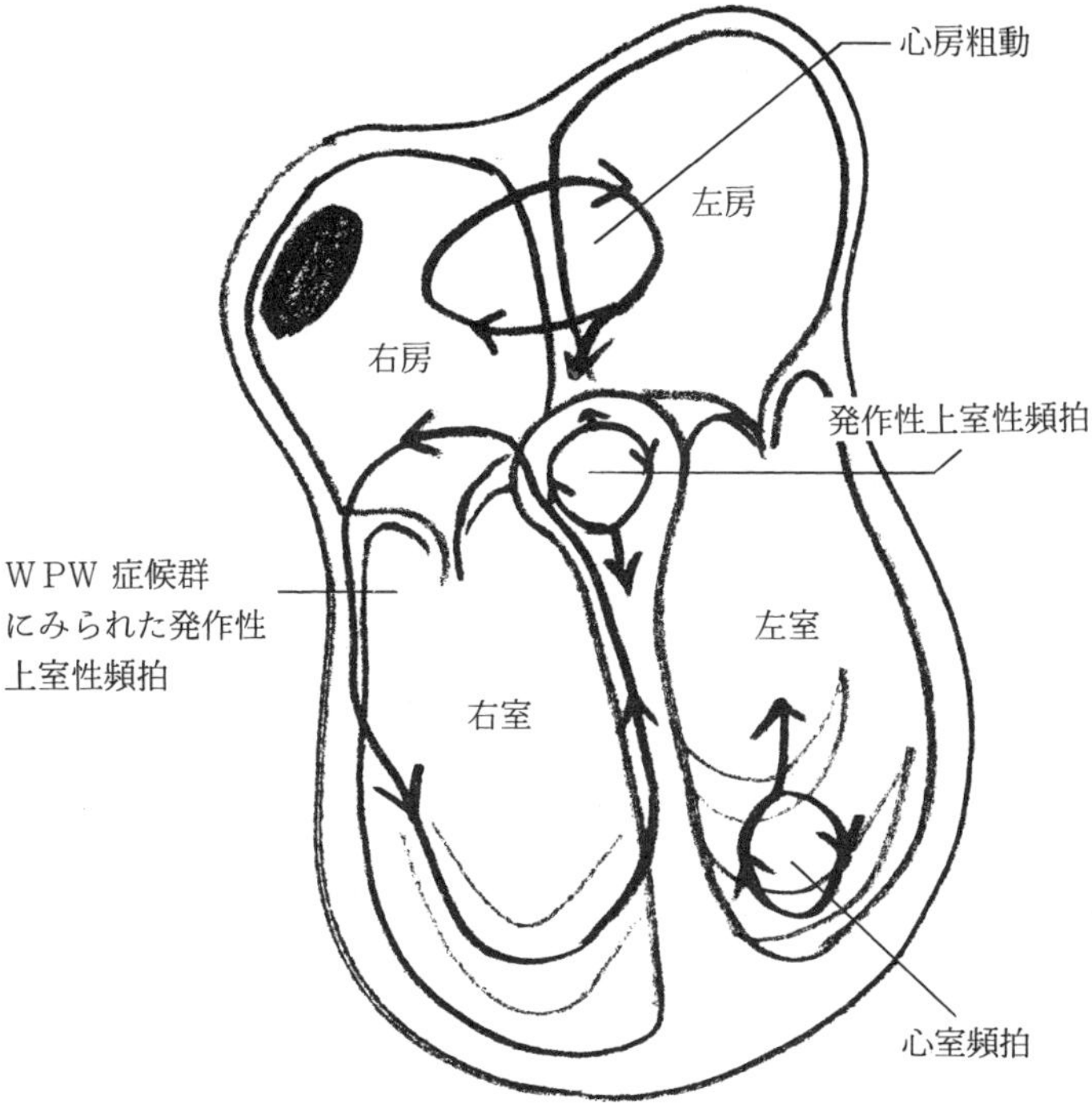

リエントリー不整脈発生の図

れらの因子に加えて心筋の電気的被刺激性および自律神経系の関与が考えられる。

Ⅱ．拡張（欝血）型心筋症は病理的にみると心筋細胞の変性、断裂、繊維化などにより心筋自体が電気的に不安定となり、その被刺激性が高まり期外収縮や＊リエントリー現象を引き起こし、その結果として心室性不整脈を誘発するものと考えられる。

Ⅲ．特定（二次性）心筋疾患には感染性心筋炎（ウイルス性心筋炎など）、内分泌心筋炎（甲状腺疾患、末端肥大症、褐色細胞腫）、ヘモクロマトーシス、膠原病（強皮症、全身性エリテマトーデス、リウマチ様関節炎）、サルコイドーシス神経筋疾患（フリードライヒ運動失調症、進行性筋ジストロフィー、筋強直性ジストロフィー）などが挙げられ、原疾患の重症度と無関係に突然死する場合がある。

以上の如く心筋疾患では日常的に心臓性突然死発生の危険性があると言わなければならない。これらの心筋疾患は個々に臨床経過が多様なため、その診断、治療については心臓専門医にとってもかなり神経を使うところであるが、突然死の発生を予知することは現段階において困難である。

いずれにしても心臓性突然死発生原因の一部にはこうした心筋疾患が存在するのである。

＊　**リエントリー現象**
心臓刺激伝導系あるいは心筋の一部を興奮させた刺激が旋回し、元の位置に戻って再びその組織を興奮させる現象をいう。

10　スポーツ時の突然死

小笠原教授は、比較的若年者の場合には運動中ないし運動直後の突然死例が多いこと、そして、その原因として心筋疾患の存在が無視できないことを指摘した。

それでは一般的にスポーツ時における心臓性突然死の状況はどのようであろうかということが大変気になってくる。従って、この点についての論文を参照してみる必要がある。

筑波大学臨床医学系内科・杉下靖郎助教授他は「臨床と研究」六十四巻六号（一九八七年六月）にスポーツと突然死の問題に関して次のような論文を発表している。

四年半の間に一般主要新聞に報道されたスポーツ時突然死二二六例について、死亡時の年齢、スポーツの種類、そのときの状況、既往症などについて検討した。

その年齢分布は**図13**の如くであり、スポーツ突然死は男性に多く（男一八八例、女三八例）、男女共に一〇歳代が最も多い。また、スポーツの種目別頻度は**図14**の如くで、マラソン、ジョギングに発生頻度が多く（一一九例、五二・七％）、第2位は球技（ラグビー、野球、テニスなど）である。

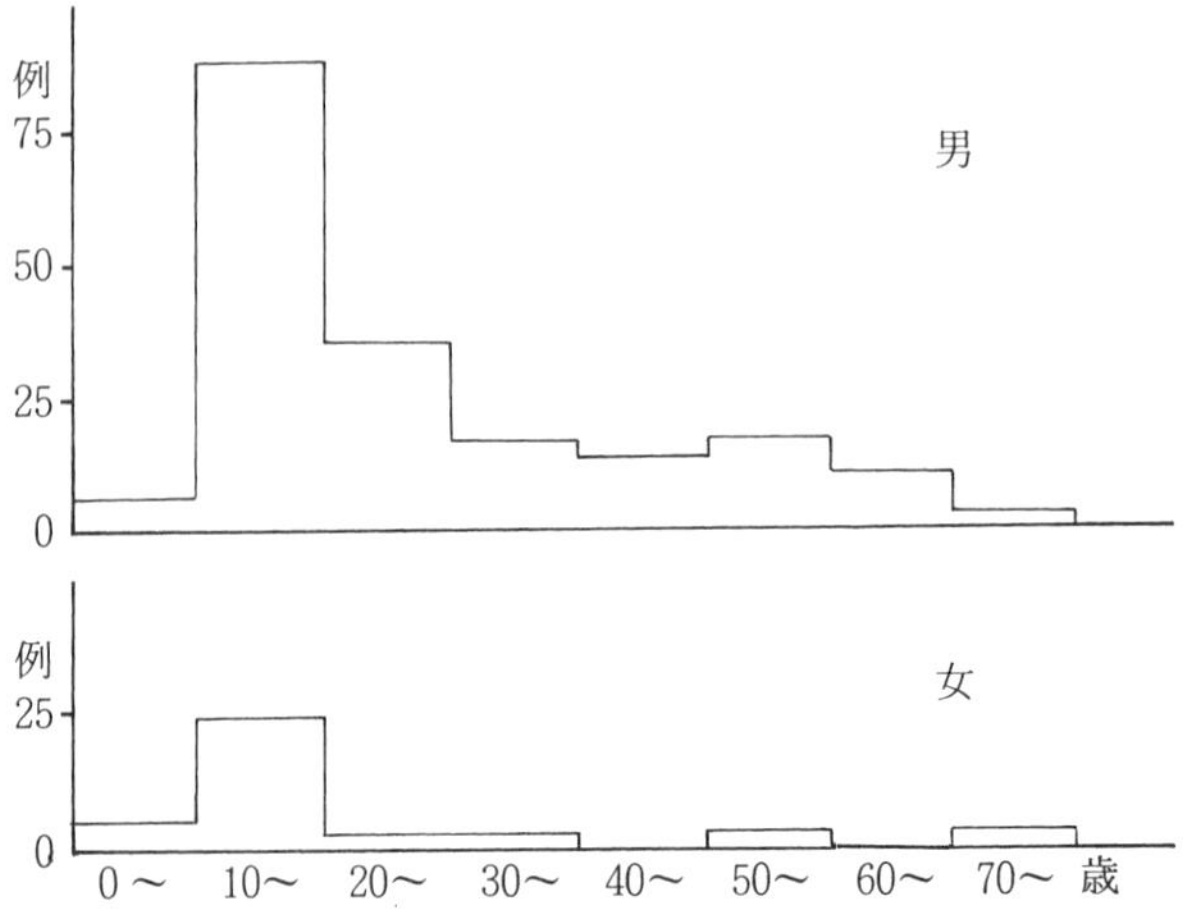

図13　スポーツ時突然死226例の性別，年令別分布

Sugishita et al, Jpn. Circulat. J., 47：562, 1983

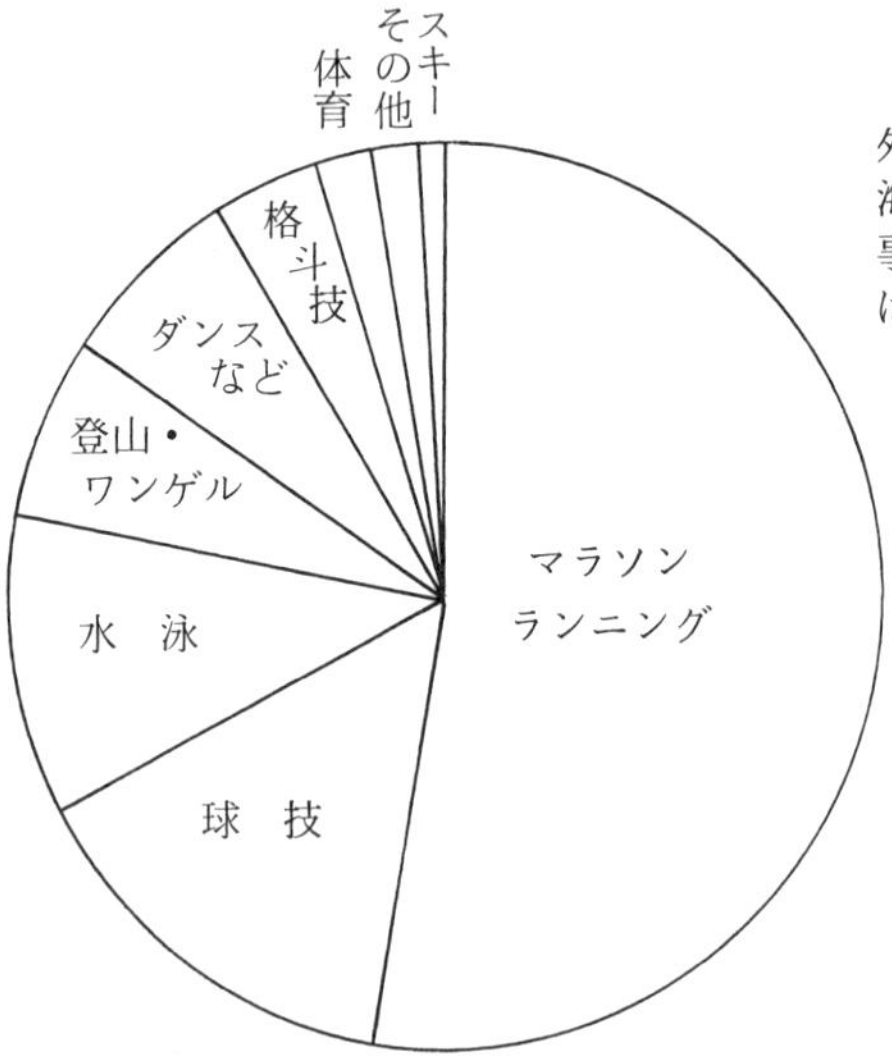

外傷性の事故（例，山での転落，海水浴での水死，ボクシングの事故死，ゴルフ中の落雷など）は含まれない。

図14　スポーツ時突然死のスポーツ種目

Sugishita et al, Jpn. Circulat. J., 47：562, 1983

マラソンなどの突然死と器質的心疾患の既往・所見の有無を調査すると、弁膜症、先天性心疾患などの既往・所見を有する場合にはほとんどが走り始めに発生していることがわかる。これに対してゴール前後に死亡したものは心疾患の既往はみられない。しかしこの群には後に肥大型心筋症のように平常は心症状のない心疾患が含まれていることがわかった。

東京都監察医務院において剖検された心臓性突然死例（事故死を除く）のうち、過去一五年間の運動（スポーツまたは日常労作）時の突然死九二九例から剖検診断と運動の種類の対比をみると、マラソン、ジョギング、球技では急性心機能不全例および原因不明の心肥大例が多く、作業、歩行などの日常労作では冠状動脈硬化例が多い。また、原因不明の心肥大例では軽労作でも突然死していることが特徴的である。

この論文で少なくとも以下の二つの事柄が推定できる。

第一に、若年者におけるスポーツ時の突然死では、犠牲者が通常生活ではあまり症状が現れない判明困難な原因不明の心臓障害を持っていることが考えられ、そこに比較的過度な労作と緊張とを負荷されるスポーツ競技が行われて心臓性突然死が発生するというケースである。

第二に、日常労作または軽いスポーツ競技などで発生する心臓性突然死では、既に無症候性の冠状動脈硬化を有する中高年齢者が多く、その直接的な機序としては心筋虚血、および付随する致死的不整脈であるということである。

しばしば死について考えよ。
そして間もなく死なねばならない者のように生きよ。
いかなる行いをしようと迷った時でも、
夜には死ぬかもしれないのだと考えたら、その迷いはすぐ解決される。
そして義務とは何か、人間の願望とは
如何なるものであるべきかということが、すぐに明らかになる。

トルストイ

突然死予防の箴言(2)

Ⅳ　不整脈と突然死

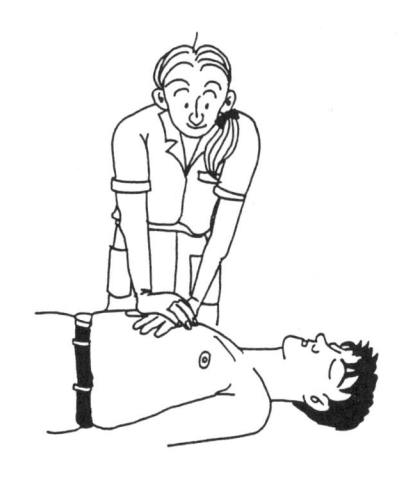

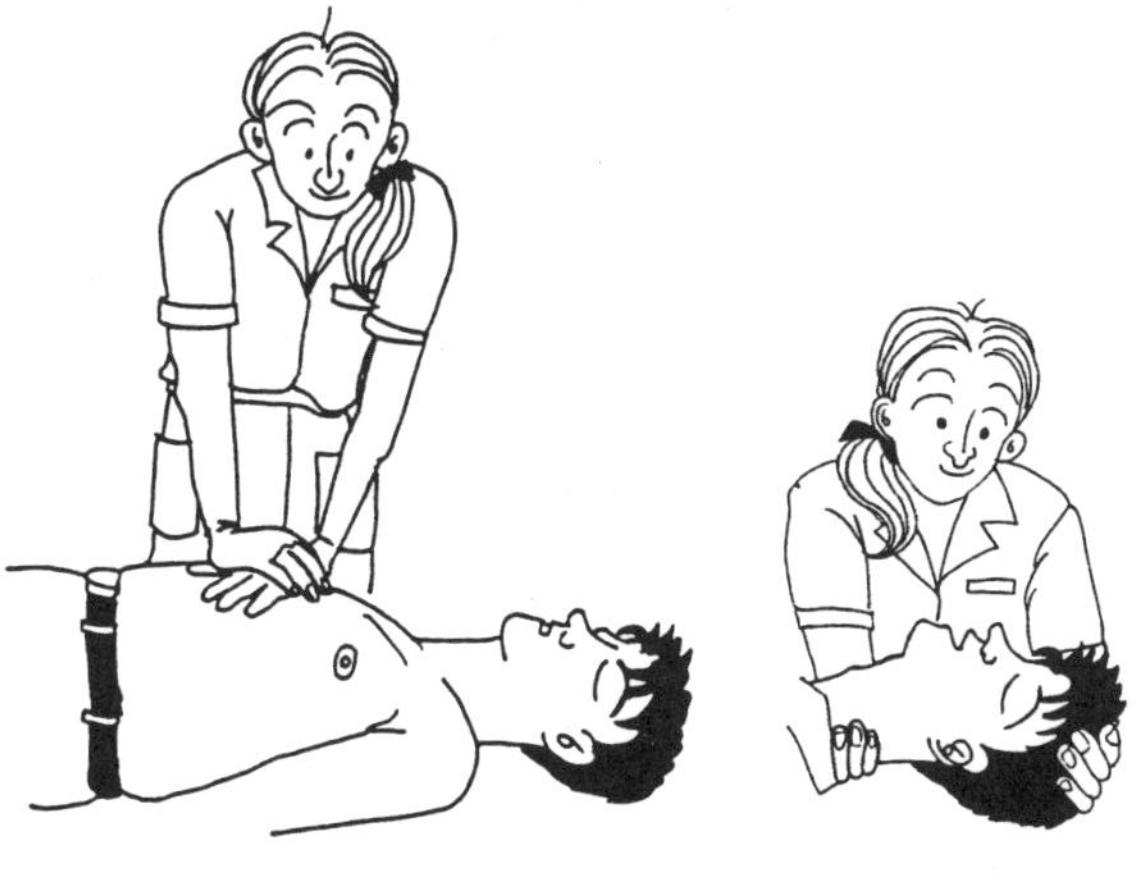

心マッサージ
（胸に両手を重ねて
律動的に押しつける）

息を吹き込む

心肺蘇生術

1　平成二年の春・力士の急死

本書の、スポーツ時における心臓性突然死の検証を執筆していたある日、角界に大きな衝撃を与えるニュースが発生した。若い幕内力士の突然死である。巨体の心臓が、相撲という勝負を賭けて闘う競技の労作と緊張において、どのような機能的負担にさらされるのかはわからない。しかし、先の論文のように、無症候性の心臓障害を持っているとしたら心臓性突然死のリスクは格段と大きくなるに違いない。早速この症例について報道された範囲の中で考えてみたい。

平成二年二月二日午前十時頃、出羽海部屋での稽古を終えた直後、幕内力士の龍興山（りゅうこうざん・本名　宮田一人　二二歳）関が突然「気分が悪い」といって倒れた。異常な顔面蒼白の様子に同門力士も驚き、救急車を要請する一方、応急の心臓マッサージなどを行った。救急車は直ちに近くの都立墨東病院へ搬送したが、関取はその車中で既に心拍停止状態となり意識不明に陥っていた。そして、発症二時間後の正午に死亡した。

龍興山の遺体は東京・大塚の都監察医務院で行政解剖された。死因についての明確な詳細は三月中旬の病理組織の診断結果を待たなければわからないが、剖検所見では虚血性心不全と診断された。

この年は、去る一月四日の午後十時四十七分、二年連続で高校横綱の栄誉に輝きその後日本大学相撲部で活躍していた成田晴樹君（二十歳）がポックリ病で死亡している。

大相撲のホープがこのところ続いて突然死したことは、関係者はもちろんのこと世間一般にも大きなショックを与えた。なぜ突然死したのかという疑問が起こるのは当然であるが、特に角界にとっては同じ条件の下に生活している大勢の力士たちの今後の健康管理について重要な問題が投げ掛けられたのである。つまり、力士のような巨大な体格をもつ生体においては、格闘技に伴う緊張と運動そして日常の鍛練などが、どのようにその個人の心臓機能に影響するのかということである。

龍興山関は身長一・八十八m、体重百六十kgの体格であった。また、成田晴樹君は身長一・九十一m、体重百六十kgの巨漢である。この巨体をまかなうための全身血液を押し出すポンプとして、その心臓がいかに相対的に大型であっても、過激なスポーツ運動に対しての機能限界はあるに違いない。たとえその機能を果たしていたところで心臓構造に対しては日々無理がかかり、とりわけ心臓栄養血管、心筋、心臓刺激伝導系などへのストレスとなることは疑いないところである。

次頁の表15はスポーツニッポン紙に掲載された、最近の現役力士の死亡一覧表中から心臓性

表15　現役力士の心臓性突然死例

年・月	力士名	年	部屋	地位	死　因
昭和46．10	玉の海	27	片男波	横　綱	急性冠不全
49．6	若前田	19	高　砂	序二段	ポックリ病
49．8	中ノ村	17	伊勢海	序二段	急性心不全
62．4	若鬼龍	19	時津風	三段目	心　筋　症

（1990．2．3　スポーツニッポン記事参照）

突然死と思われる例を拾い上げたものである。残念ながら体格のデータ、死亡状況、病理所見などの詳細についてはこうした報道から知ることは困難であるが、発表されている死因からみて、特に若い力士の中には格闘技に不適当な非顕性の先天的心臓障害を持っていることも考えなければならないであろう。

相撲協会の定期健康診断は春秋二回行われており、出羽海部屋では去る一月三十日に実施したばかりである。龍興山関の健診結果はどうであったかわからないが、通常の力士生活に支障ないものであったものと考えられる。

相撲診療所の医師林　盈六博士は、最近の力士の死亡原因には心臓疾患が多いことを発表している。その発病原因としては、肥満、高脂血症、糖尿病、不健康的生活習慣（塩分摂取、喫煙、飲酒、不眠）などが挙げられ、朝食前の激しい運動を強制される現在の稽古法にも疑問があることを指摘している。

東京医科大学の岩根久夫教授は、当時の『週刊新潮』のインタビューに答えて、力士の突然死の剖検結果において心臓肥大、冠状動脈硬化などの病理的所見がみられない場合には、一般的には不整脈が考えられると語っている。また、かぜなどを引いていた場合には、ウイルスなどの感染で発生する心筋炎によって二次的に起こる致死的不整脈による死亡も考えられると述べている。

2　死体解剖

ここで、今までの話をちょっと休んで、死体解剖について少々記しておきたい。

医学生が入学して最初に遭遇する死体は、ライヘと呼ばれる解剖に供されるための屍である。ライヘは解剖用死体のドイツ語で、英語ではカダバーという。

ひと昔前の話であるが、たいていの医学部では解剖学教室の地下に、大きな死体貯蔵槽が設置されていて、学生実習のためのライヘが何体も保存液に浸されていた。

私はかつて医学生の初期に、解剖学教室に出入りしていたことがある。

当時の解剖学教授Y先生は謡曲が趣味で、ご自身が主催して謡曲同好会を作り、学生の入会を大いに歓迎してくれた。

私も誘われて入会したため、土曜日の午後などは先輩たちに混って教授室の片隅に腰掛けさせられ、「竹生島」や「羽衣」を金切り声を混えてがなりたてたものである。

Y先生は、謹厳な人柄であるが、謡曲会の学生には大変やさしく接してくれた。謡曲練習の時に、都合で解剖に供されるための死体が搬入されてくることがあると、その保存処理をちょっと見学させてくれた。

解剖用死体の保存は、第一に死体の股動脈から一〇%ホルマリン液を一〇リットル位高圧で注入し、血管を通じて組織を内部から固定する。第二にその後約3カ月間、同様のホルマリン液中に全体を浸して外部固定をする。第三には、学生実習の際あまり固過ぎないようにして、解剖しやすいようにするため、ホルマリン液から出して六〇%アルコール液に浸しておく。これで死体は解剖実習に適したライヘとなる。

N医科大学解剖学教室のT教授にお聞きしたところよると、最近は死体を迅速固定器によって二〇日間くらいで固定を終え、ビニール密封して個別にロッカーで保存しているという話である。

医学生が死体解剖の実習に入る前には、かなり長期間ただの骨標本をスケッチする。骨の形状や名称をしっかり憶えるためである。それから少しづづ四肢や臓器の標本を手に取って観察する。各部位の名称が日本語、ラテン語、ドイツ語、英語でどこまで記憶できたかを毎回テストされながらである。

数ヵ月間はそうした予備的な解剖実習を経験した上で、初めて全体の死体解剖に進むわけである。

　学生時代の死体解剖は、医者になるための初心を植え付ける儀式でもある。謡曲を好んだ解剖学のY教授は、そのように実習を指導し、後年しばらくのあいだ、学生に医の倫理についての講義もされた。そして、亡くなられる際、遺言によりご自身を解剖用ライへとするよう指示され、遺体は大学に献体され、身をもってわれわれに医の姿を示されたのである。

　私が医学概論の講義をする立場となった現在、解剖実習での先生の敬虔な態度を決して忘れることはできない。


　現在では、医学部を卒業して医師国家試験に合格するとすぐ医師になれるが、終戦後しばらくは一年間のインターン実習が義務付けられていた。医者の卵として、全国の大学病院や国公立病院で各科巡回の見習いである。普通はこの修業中に一度位は患者さんの死に立ち合う経験をもつことになる。

　私はインターン中に、全くそうした場面に遭遇することがなかった。人の死の瞬間を初めて自分が目撃したのは、医師となってから七年経過してからである。

　インターン終了後、直ちに母校の基礎医学教室に助手として勤務したので、臨床医になるのが大変遅れた。T大学病院B内科教室の研究生として入局し、三名の患者さんの主治医を命ぜられた時、初めて医者になったような気分になった。しかし、そこが生と死との激烈な戦場であることが、後になっていやというほどわかった。

T大学病院は、その頃（一九六〇年代）依然として伝統的な医局が存在し、主任教授を頂点に戴いたピラミッド組織は、いわゆる〝白い巨塔〟そのものであった。数百人という所属医局員の古ぼけた名札がぎっしり並んだボード、その終りに数名の新人の名がそれぞれ真新しい木札に記されていてまぶしいようだった。

入局した年は、なぜか長期入院中のクランケ（患者さん）が次々にステルベン（死亡）していった。そして、私は八名の方々の死と直面することとなったのである。

受け持ち患者さんの死亡は、生命維持の戦いに完敗した気分がして、主治医にとっても大きな精神的ダメージが与えられる。それに加えて、また、もう一つ気の重い仕事が発生することになる。遺族から死体解剖の許可をもらう仕事である。

T大学病院ともなると、日本中から各種難病の治療に患者さんが集まる。その中には、世界で数例しか発表されていない病気に侵されている方もいれば、まだ病気の本体が全然判っていない奇病の方もいる。

薬効なく死亡された際には、教授をはじめ全医局員の関心はその解剖所見に集中する。この世界では死体解剖に問題解決の糸口があり、解剖許可をもらうことは受持医としての必須条件となっている。

オーベン（新人の上に付く指導医師）は、新人受持医に対して患者さんの容態をみながら、真剣になって最終段階の手順を教え込まなければならない。もし解剖できないときは自分が上席医から新人オーベンとしての力量を問われるからだ。

新人受持医は、最終段階が近い場合は医局に泊まり込むこと。ひげそりなどしてはならない。三日位前かはクランケから離れてはいけない。臨終に際しては、最終段階まで患者さんを苦しませないこと。その他など。

しかし、悲しみに落ち入っている遺族に対して、すぐ遺体を解剖させてほしいなどとは、なかなかきりだせるものではない、受持医の患者さんに対する誠意が遺族に通じてこそ、お願いできる事柄である。この時期は新人として精神的、肉体的に一番苦労するのである。

私は、ほとんどのご遺族から遺体解剖の許可をいただくことができた。また、その病理解剖にもすべて立ち合った。医局の先輩はご苦労さんといってくれたが、解剖台に横たわる患者さんの遺体が、臨床病理医の手で次々と手際よく解剖されてゆくのを見て、死の空しさと生の尊さとがこれほど身に染みてわかるところは他にないであろうと思った。

この年から、私自身の心臓は不整脈を発生し、数年間治療を受けなければならなかった。

3 検屍

死体解剖の話が出たついでに話題があまり気分のよいものではないが、一般読者のためにあまり知られていない検屍についてもちょっと触れておきたい。

医師は、自分が診療中の患者さんが死亡した時には、死亡診断書を書き死因を記入することが義務付けられている。高齢者の場合など、死亡した後に呼ばれることもあるが、以前から診療中であれば死亡原因は外見的に診断できる。

しかし、いちども診療していない人では、死亡の状況から死因を判断することになる。特別な外因が認められず、犯罪との関係がないと推定されることが必要だが、そうした場合には死体検案書を作成する。

監察医制度のある地域（東京、横浜、大阪、神戸）では、このような既に死亡していた死体については、監察医が検屍を行う。その他の地域では、おおむね警察の嘱託医が検屍を実施する。そうした医師がまったくいない地域では、一般医師でも検屍を依頼されることがある。

そこで問題となるのは死因の決定である。

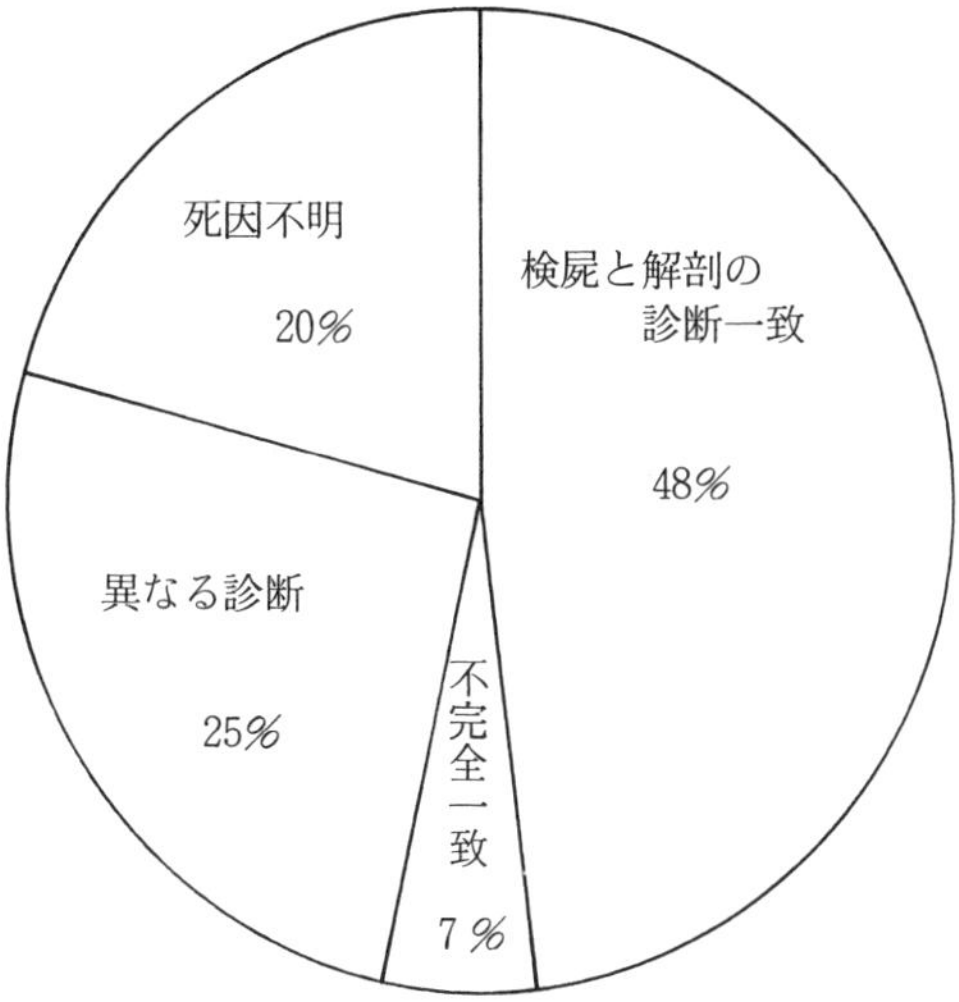

図16　ハイデルベルグ大学における検屍診断的中率（%）
鈴木庸夫：『突然死』，金原出版

山形大学の鈴木庸夫教授によると、検屍というのは大変難しくて、解剖後の診断と比較すると驚くほど誤診が多いものであるという。

この点については鈴木教授は、ハイデルベルグ大学のクライバー博士による報告を、著書『突然死』（金原出版）の中で紹介している。

それによると、三六五件の検屍診断と、法医解剖後の診断とを比較したところ、**図16**の如く、全く的中したのは四八%であり、七%は不完全一致であった。また、二〇%は死因不明という検屍診断で、二五%は完全に異なる診断であった。

従って、死因不明のものを入れると約半数は誤診に連なるものであるという。

鈴木教授によると、日本において司法・

行政解剖が行われる割合は総死体検案数のほぼ一割程度である。また、突然死で解剖されている例は一〜二％と大変少なく、大部分は死体の外見と死亡した前後の状況によって判断されているということである。

死体解剖によらない突然死の診断が、現在ほとんど状況判断にもとずくものであるとすれば、ハイデルベルグ大学の検屍診断的中率から考えると、全体の約半数に誤診の疑いがあることになる。その結果、死体解剖によって内因性急死（突然死）の死因が明らかに診断される症例以外に、まだ多くの不明確な突然死例が存在していることが想像される。

ということになると、現在表面に出ている死因統計は、真実の突然死数からみれば氷山の一角に過ぎないのではないだろうか。

4　突然死の本態

ひと息入れたところで、再び心臓性突然死の発生原因の謎解きに挑戦してみたい。いよいよこの辺から問題の核心に迫ってゆくわけであるが、まずは心臓性突然死の本態を明言している論文から検索してみよう。

川崎医科大学循環器内科の沢山俊民教授は、『日本医事新報』№三四一二（平成一年九月十六日）「心臓突然死について」の中で次のように述べている。

突然死が最も多いのは不整脈死（リズム異常、電気的死亡）である。とりわけ頻脈性不整脈が大多数で、ことに心室頻拍、心室細動が突然死の本態である。

心室頻拍とは、心室に発生した自動能亢進などで起こる頻拍発作であり、血行動態の悪化をきたしやすい不整脈である。また、心室細動は心室内のあちこちに電気的興奮が起きている状態で、調和のとれた心筋の収縮がなくなる。いずれも早急に回復しないと死亡する危険がせまっている致死的不整脈である。

このほかの危険な不整脈には極端な除脈性不整脈（心房心室間の伝導遅延あるいは伝導途絶などで起こる脈の遅い不整脈）があり、心停止（心房心室とも興奮がみられないもの）、洞停止（心房興奮が長時間見られないもの）、心室停止（心室興奮が突然長時間脱落するもの）などへの移行危険がある。

いずれにしろ、こうした致死的不整脈が起きた時点ですでに突然死をきたしやすくなるのである。

沢山教授によれば心室頻拍の発生は三〇歳以上の高齢者群に多く、三〇歳未満の心臓突然死では運動や興奮などで脈拍数が増加した結果、左室への血液流入障害が生じ、二次的に心筋虚血が起こるものと考えられるという。また、剖検結果に明白な心疾患が証明されない例では、刺激伝導系の繊維化、洞結節動脈の走行異常、房室結節動脈の狭窄などの所見が見られること に注目すべきであるという。

そして突然死ないしは心停止を起こす因子は単一なものでなく、おそらく多因子が相互に関連しているであろうという見方をしている。

心臓性突然死の本態に直ちに迫るには、ますます複雑怪奇な心臓の仕組みを紐解きながらクリヤーしていかなければならないようだ。

5　突然死と自律神経系の影響

沢山教授は、多くの心臓性突然死の本態が致死的不整脈にあると言い切っている。この見解は恐らく間違いないであろう。そこで今度は、その致死的不整脈の成因を追求して行かなければならないのである。

文献を探していると、この問題に深い見識を持つ論文があった。

イタリア・ミラノのデグリ・ストゥディ大学臨床医学研究部ピーター・J・シュワルツ教授らは一九八七年の雑誌『心臓病学』に心臓性突然死と自律神経系との関連を次のように述べて

いる。

心臓性突然死は一般的なケースでは心室細動または心室頻拍が原因である。突然死した患者のホルター心電計記録（二十四時間の検査記録ができる心電計）の分析から、致死的不整脈発生直前に虚血性変化が存在する過程的な証拠がみられる。

この一時的な心筋虚血は、致死的不整脈への発展過程において極めて重要な役割を演じているように思える。急激な心筋虚血は、心臓に起源する両側の副交感神経および交感神経を興奮させることが知られている。これによって誘出されるのは副交感神経抑制と交感神経興奮の反射である。

数秒間の虚血の中で発生する心臓の興奮的な反応は、早期心室性不整脈の発生に重要な役割を果たす。心臓交感神経刺激の興奮反応は、単に遠心性心臓交感神経活動増加を導くだけでなく、遠心性心臓副交感神経繊維の活動についても反射的または選択的に抑制できる。

こうした事態は本質的に最善の心拍管理を損なう結果を生じる。

シュワルツ教授は、以上のように心臓性突然死において自律神経系のもつ役割が大きいことを指摘するとともに、冠血流の神経コントロール、心臓性突然死動物実験、副交感神経過活動などの問題をとりあげ、実験的心臓病学の立場から、現在は突然死に対する感応性減少のために自律神経系を、いかに操作すべきかを学ぶ段階にきていると強調している。

6　突然死と刺激伝導系異常

心臓性突然死の重要な原因となる致死的不整脈の発生に自律神経系の影響が大きい。そして、心筋虚血がその引き金になるというピーター・J・シュワルツ教授の意見がある。

この点については、前述のウィリッヒ博士やコリン・J・シュワルツ博士らも同じ見解であった。また、中高年齢者のスポーツ時における心筋虚血および付随する致死的不整脈の発生もほぼ同様な成因である。

次に、多少前後の重複は免れないが、致死的不整脈についての実証的な病理的考察を行っている論文を検証してみたい。

イタリア・ミラノのパドア大学病理学教室に所属するカエタノ・スイン博士らは、一九八三年十一月発行の雑誌『人体病理学』に心臓性突然死に関する論文を発表している。題名は「若年運動者に突然死の起こり得る原因としての心臓刺激伝導系異常」であり、以下にその概略を紹介する。

活動的なスポーツの競技実施中に突然死した三人の若年者について、心臓伝導系組織の

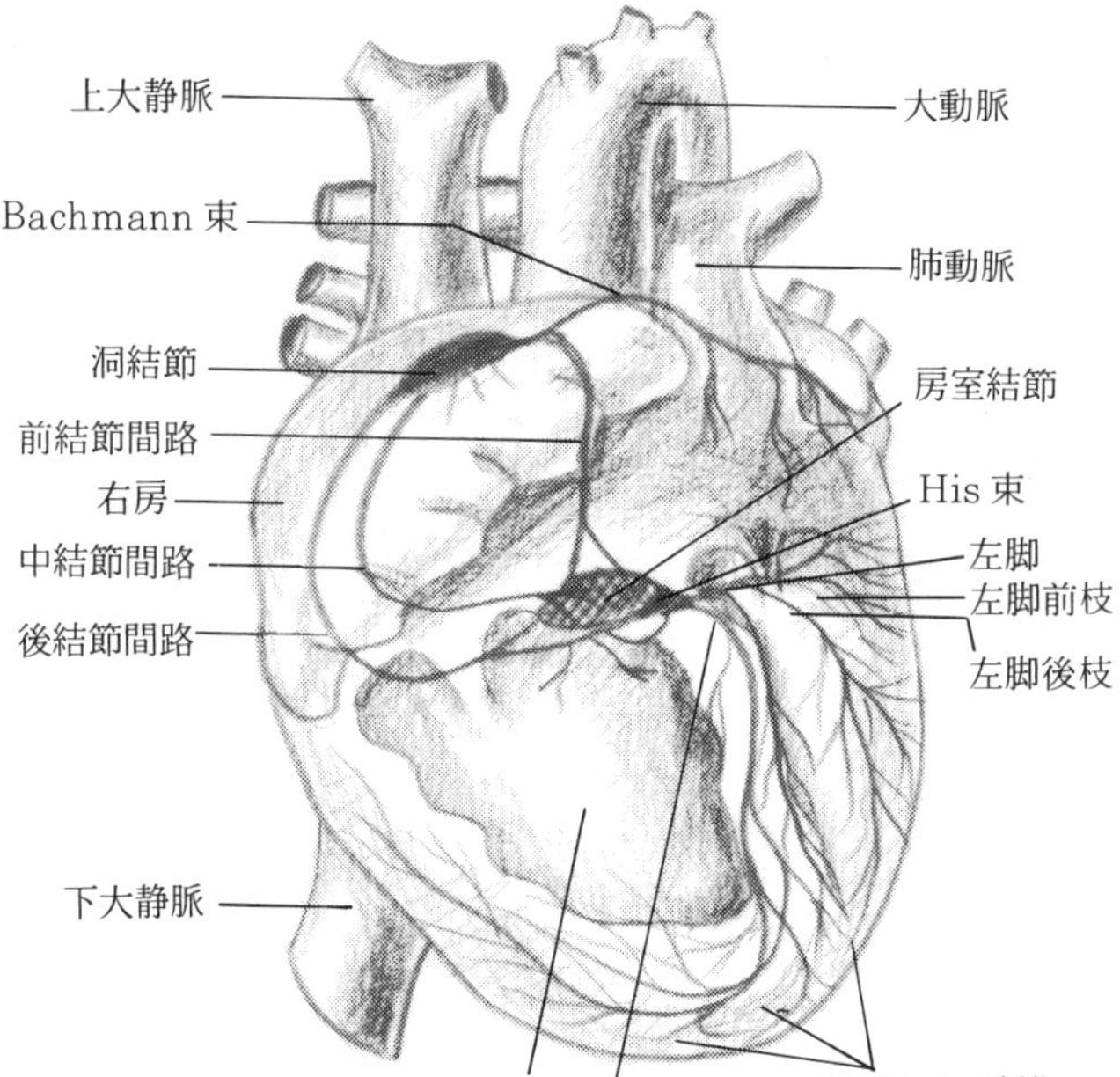

心臓の刺激伝導系—右室側からみた—

＊連続切片による検査を行った。

一名の患者は十一歳の少女で、病理検査では中心繊維環帯と上部マハイム繊維との広い裂け目をとおした隔壁ケント繊維に関連する三尖の微小＊＊エプスタイン奇形をもっていた。

二人目の患者は二十四歳のフットボール選手で、病理検査では動脈硬化性垢板でその七五％が閉塞された冠動脈遠位下行枝、および広範な帯状壊死とむらのある心筋繊維症などの病巣を持っていた。上下の＊＊＊マハイム繊維束は房室結節と左脚枝と心室隔壁の頂上で結合していた。

三人目の患者は二十六歳のサイクリングのチャンピオンで、病理検査では通常の顕著な

＊　**連続切片**

病理組織を検査するためホルマリンやアルコールなどで固定した後、パラフィン内に封入、その組織ブロックを連続に薄く切り顕微鏡検査標本としたもの。

＊＊　**エプスタイン奇形**

心臓の三尖弁の付着異常であり、中隔尖および後尖が本来の弁輪から離れた右心室内に落ち込んで付着するため、心房の一部が心室筋で構成されている奇形。

＊＊＊　**マハイム繊維束**

房室間に存在する副伝導路で、早期興奮症候群の原因となる。

心房繊維束と*ヒス束と接合した房室結節を迂回する**バイパスをもっていた。

これらの発見は、房室伝導系異常が急死における致命的な不整脈を演ずるであろうことを示唆し、活動的スポーツにたずさわる若年者において、心機能の電気的不安定性の予防に関する一つの問題を提起するものである。

心臓性突然死と心臓刺激伝導系異常については同じような症例報告がある。アメリカ・ニュージャージーにあるデボラ心肺センター病理部のサロジア・バファラティ博士は、若年者における心臓性突然死患者の心臓伝導系異常についての症例を、一九八六年アメリカ心臓病協会雑誌に発表している。そのあらましを紹介すると次の如くである。

明らかに健康的な四人の若者の突然死について報告する。三人は二十五歳、二十四歳、および二十一歳の男性患者例であり、一人は二十歳の女性患者例である。二例の心臓は正常の大きさで、二例の心臓はやや大きかった。全症例の心臓の病理標本は刺激伝導系を連続切片とした。

＊　ヒス束
刺激伝導系の一部で、房室結節から左右の脚分岐部までの間の繊維束。

＊＊　バイパス
この迂回路はジェームス束とも呼ばれ、心房と房室接合部を直接連絡する副伝導路である。

病理標本検査の結果、全例において心臓のヒス束はループ形成を示していた。二例では伝導系の脚枝が心筋内右側枝を伴って左側にあった。他の二例ではヒス束が著しく断片的な状態であった。二例には心筋炎があり、三例には心室隔壁頂上の動脈硬化を認めた。

これらの所見は以下のことを示唆している。剖検結果では心臓刺激伝導系に異常がある以外は正常か、または僅かな所見を示すのみである。心臓刺激伝導系における異常は通常の言い方をするならば、ヒス束の先天性異常といえる（二例の心臓は断裂があり、二例では左側にあり、全例においてループ形成をみる）。

後天的変化としては、心室隔壁頂上の動脈硬化（三例）、心筋炎（二例）、心房における脂肪浸潤（全四例）などである。

ヒス束の先天性異常は、リエントリー現象または自動能の増加を来たし、心室性不整脈と突然死の原因となり得る。

スイン博士ら、およびバファラティ博士らの症例は、活動的なスポーツを行っていた若年者の心臓性突然死患者、あるいは健康的に生活していた若者の突然死患者を病理解剖して得た心臓刺激伝導系異常の所見である。これらは死後はじめて解明できた突然死と結び付く手がかりではあるが、一般的に生前における病態発見は困難である。

しかしこうした事実によって、さらに今後の課題としなければならないのは、第一に、心臓刺激伝導系異常の有無が、より簡便な方法で解明できる手段を開発することであり、そして第二には、先天的異常を潜在的に持つ若年者の発見のための心臓検査をもっと積極的に行うことである。ことに激しいスポーツを行う若年者には、事前に綿密な心臓検査が必要となるであろう。

心臓性突然死が発生する原因には、このような先天的要因も存在することを認識しなければならないが、まだまだ奥行きが深いようである。

順天堂大学医学部循環器内科・岡田了三教授は、突然死した症例についての病理学的検討にもとずいた論文を『臨床科学』十八巻二号、『岩手医誌』三十四巻六号などに発表している。これらに述べられている内容を概観してみると次のようになる。

心臓刺激伝導系に発生する途絶性病変は、病因にかかわらず急死のリスクを高める。従って刺激伝導系に多発性病変があるほど急死危険が増す。

急死症例を多くみると、伝導系灌流動脈の選択的硬化所見と、伝導系細胞の肥大所見が有意にそして高率に存在する。この病的変化は伝導系に自律神経末端が多いこと、非急死例にも程度の差はあるが同じような病変がみられることと関連する。

すなわち、心筋・伝導系の各種器質的病変によって引き起こされる心機能異常が、こんどは神経反射・内分泌活動などを介して心機能を代償させるためのストレスを伝導系に加え、二次的に伝導系灌流動脈硬化または伝導系細胞の肥大を発生させるように思える。

伝導系病変の成因には、*血中カテコールアミン増量、交感神経緊張、副交感神経の逆調節的緊張などが複雑に絡み合っていることが予想される。

心臓性急死では不整脈が主役である。しかし、致死的不整脈発生の機序はそう単純ではない。人類の高度に分化した神経系はこうした危機状態に際してはなんらかのフィードバック機転を持たないはずはない。

急死例の病理からは、洞不全症候群に類似したポックリ病を除いて冠状動脈硬化症、心筋炎、心筋症などで共通の心筋・伝導系病変パターンが見られる。それは、①心室側に興奮のエントリーを発生するのに都合のよいプルキンエ細胞迷路や回旋路が存在し、②房室伝導系中枢側に肥大を持ち、③房室結節動脈異常を合併するという三大特徴である。

後の二者②③は、前者①に対するなんらかの代償・保護機転の反映であると思われる。そしてその病変分布が神経末端分布と一致することから、病変成立には反射などを通じて異常神経興奮の関与が想定できる。

これらの見解によると、心臓性突然死の発生には自律神経系との複雑なかかわりが存在しているようである。さらに岡田教授はポックリ病の発生原因について次のよう推論している。

＊　**血中カテコールアミン**

生体内でアミノ酸から作られる強力な生物学作用を持つ物質で、代表的なものにノルアドレナリンがある。

死因不詳のポックリ病（青壮年急死症候群とも呼ばれている）についても病変部位は異なるが、神経末端の関与を無視できない。ポックリ病は地方出身者が都会に出てストレスの多いブルーカラー的仕事に従事し二三年後に発病しやすい。

この場合においての伝導系病変は、僅かに存在する先天性異常が日常生活におけるストレスの集積によって拡大生産されたものと考える。

以上から心臓性突然死の発生は、若年者の場合においては、

① **心臓に存在する僅かな先天性異常**
② **それに加わった持続性のストレス**
③ **ストレスよって連続的に起こる自律神経異常興奮**
④ **その結果、二次的に成立する心臓刺激伝導系病変**
⑤ **伝導系病変による致死的不整脈の発生**
⑥ **心臓性突然死**

という順序が組み立てられる。

これが高年者の場合には、先天性異常の存在の代りに虚血性心疾患（特に冠状動脈性疾患）、心肥大、心筋症などの存在が大きな要因となってくるのである。

老いては「気」少なし。気をへらすべからず。
呼吸を静かにし、言葉をゆるやかにし、起居歩行をゆったりとすべし。
高く物言い高く笑い、高く歌うべからず。道を遠く行くべからず。
重き物を持つべからず。怒るべからず。
心配すべからず。泣きなげくべからず。
喪葬の事にあずかるべからず。死をとむらうべからず。
人の無礼をとがむべからず。わが過ちを悔ゆべからず。
これみな老人養正の道、徳行の慎みなり。

病を早く治せんとして、急げばかえってあやまりて病をます。
保養おこたりなくつとめて、いゆることは急がず、その自然にまかすべし。
よろずのこと、あまりよくせんとすれば、かえってあしくなる。
すべてのこと、十分によからんことを求むれば、心のわずらいとなりて楽しみなし。
酒は微酔に飲み、花は半開に見る。
客となれば、夕暮れより前に帰るべし。

貝原益軒

突然死予防の箴言(3)

V ポックリ病

突然死予防の箴言(4)

(1) 新鮮な空気。
(2) 刺激的でない食物。
(3) 暴飲暴食せず。
(4) 将来のことをくよくよせず。
(5) 年をとっても若いときの習慣を変えず。
(6) なるべく薬や医者と交渉を持たないこと。

ドイツ・ホフマン医師

1　青壮年急死症候群

突然死の謎を追求する次の段階として、現在までに発表されている原因不明とされている突然死について、諸学者の発表を検討してみたい。

ポックリ病とよばれている病気があるが、しかしポックリと急死した場合をすべてポックリ病と呼ぶわけではない。急死することには違いないが、そのなかでも、きわめて特徴のある死に方をするときに付けられるニックネームである。

ポックリ病とは、外見的にはみるからに健康的で、普通に日常生活を送っていた若い男性が、就寝中のある夜、うなり声のような大声を発して急死することをいう。このうなり声は、患者が独り暮らしの場合には、むろん誰にも気付かれないまま翌朝死んでいたことになるわけで、非常に短時間内に死んでしまう奇病である。

北里大学医学部の奥平雅彦教授によれば、ポックリ病の最初の報告は、昭和二十八年に薄田七郎博士が、日本病理学会において行ったもので「原因不明の成人病急死の二剖検例供覧」と題する発表である。また、同学会では、東京都監察医務院が「原因不明の急性心臓死」として同様の症例を追加報告した。

ポックリ病という名称は、これらの発表に対して東京都監察医務院内部で使われ始めた俗称であったらしい。

奥平教授は、東京都監察医務院における剖検例の経験から、東京都二十三区内では毎年約百件のポックリ病が発生していて、ポックリ病の特徴は次の通りであるという。

①　**年齢・性別**

ほぼ二十歳から四十歳代の青壮年に発生するが、おおむね二十歳代の青年男子に多い。

②　**死亡状況**

就寝して二〜四時間後、苦悶状の大呼吸を繰り返してほんの数分間で死亡する。

③　**月別発生頻度**

どの季節でも発生するが、東京都内では特に五〜六月の高温多湿の季節に多い。

④　**既往歴・職業歴**

死亡前特に急死の原因となるような疾病はなく、体格・栄養は良好で筋肉質ないし軽度肥満型が多い。また、職業性および結婚との関連は認められないようである。

⑤　**その他**

おおくの症例が、死亡前かなりの疲労状態にあったと推定できる状況証拠がある。

表 8　急性心臓死の内訳（昭和40年1月～42年12月の3年間の自験例の集計）

急性心臓死の病理学的分類	男	女	計（年令）	0～9	10～19	20～29	30～39	40～49	50～59	60～69	70～79	80～
冠状動脈硬化症（肉眼的に梗塞を認めなかったもの）	42	11	53			2	2	8	12	15	14	
心筋梗塞（心破裂を含む）	38	13	51				1	1	14	19	15	1
高血圧性心肥大	4	4	8						1	2	5	
梅毒性心疾患	19	4	23					5	9	7	2	
非梅毒性心弁膜症	5	1	6			1	2		1	1	1	
心内膜炎	1	1	2						1	1		
心 筋 炎	4	1	5			2	2	1				
心 包 炎	2	1	3		2					1		
原因不明の急性心不全（いわゆるポックリ病）	38		38			21	15	2				
肺性心（肺結核，気管支喘息による）	8	7	15	1			8	2		4		
剥離性大動脈瘤破裂（心嚢血腫）	7	3	10					1	4	3	2	
その他（心奇形など）	3		3		1			2				
計	171	46	217	1	3	26	30	22	42	53	39	1

奥平雅彦：血液と脈管；第5巻，第7号，1974

ポックリ病の剖検（解剖検査）では、次のような所見がみられる。

① 死体血液は流動性で、剖検時胸腔内の血液量が増加している。（一般に解剖時の胸腔内には、血液量が体重一kg当たり一〇〜二〇cc貯溜するが、ポックリ病では一五〜二〇ccと増加している。血液が流動性であることは、凝固性が低下していることを示す。）

② 軽度の拡張性心室肥大。（心臓の左右心室が、拡張を伴ってやや大きくなっていること）。

③ 諸臓器の欝血（うっけつ）と水腫（すいしゅ）。（肝臓、膵臓などの臓器組織に血液が貯溜し、水分が多くなって腫脹している。）

ただし、これらの所見は、急死した場合に起こり得る共通した変化で、特定した病気を決定できない。
従って、ポックリ病の死因は、現在のところ病理解剖学的にも不明であると言わなければならないが、奥平教授らはポックリ病を原因不明の急性心不全として扱い、表8の如く自験例を発表している。

順天堂大学医学部の岡田了三教授は、ポックリ病の病因についての考え方を、論文中に発表している。項目的に並べると、次のようになる。

① 瞬間死に近い急死の原因が心臓にあるとみられるものが多い。
② 若年者を対象にしぼると、動脈硬化性の病気よりも、不整脈（正常心臓にみられる規則的な拍動が不整になることで、その発生原因やタイプによっていくつかの種類に分けられている）による死が考えられる。
③ 不整脈が発生するのは、心臓刺激伝導系（心臓は自動的に収縮して血液を全身に送る運動をするように仕組まれている。収縮刺激の発生装置およびその刺激を心臓の筋肉に伝えるルートは、ちょうど発電池とコードのようなものである）の異常によるものと推定される。
④ 心臓刺激伝導系の異常は、洞不全症候群に類似している。（心臓の収縮刺激を発生する場所、つまり発電池のような場所を洞結節といい、洞結節の機能低下によって生じる重

い循環不全を総称して洞不全症候群Sick sinus syndrome、SSSと呼んでいる。一般に原因不明の非常に数の少ない脈〔除脈〕となるが、除脈と速い脈〔頻脈〕とが交互に出現したりすることもある。この結果、一時的に脳虚血発作といわれる脳における血液の流れが障害される状態となる場合がある)。

同教授は、以上のような特徴を踏まえて、次のような推論を出している。

若年者突然死例には、洞結節動脈の内腔が狭くなっている症例が、T・N・ジェームスなどによって既に報告されている。ポックリ病では第一に洞結節動脈(洞結節に栄養を与えるだけでなく、一種の血流監視機構をもつと考えられる動脈)にこのような先天性の小さな異常が存在するのではないか。そして第二に、洞結節が青年期に至り成長安定するべき過程となるが、その大事な時機に精神的ストレス・肉体的疲労などが異常に累積され、洞結節に対して神経性・内分泌性等の刺激による変化が加わって洞不全症候の特徴が顕在化するのではないか。という考えである。

では、どうしてポックリ病が夜間に発生するのかという疑問に対しては、洞機能には夜間睡眠中に強い抑制がかかることを挙げ、その結果として極端な除脈が特に夜間発生することが予測できるとしている。

また、深夜を過ぎる頃にはREM《れむ》睡眠(Rapid eye movement、REMとは、睡眠中に眼球運動が強く起こることをいい、夢を見やすく浅い眠りの時期に相当する。一夜中に大体四回位のＲＥＭ睡眠が起こり、それ以外の深い眠りはNon REM《のんれむ》睡眠という。）が増加して、神経の一部が覚醒し、他は休眠しているという不安定な状態が起こり、不整脈が発生し易いことも考えられると説明している。

昭和大学医学部の渡辺富雄教授は、通俗的に呼ばれているポックリ病は、固有疾患名として国際的に研究交流の疎通性を欠くだけでなく、すべての内因性急死（突然死）を意味するものとの誤解を受けるので、青壮年急死症候群（Sudden manhood death syndrome ＳＭＤＳ）と呼称するのが妥当であると提案している。

同教授はＳＤＭＳの特徴を次のように述べている。

① 前駆症状（病気の前触れとなる所見、外見上の異常など）がなく、その青壮年は全く健康体とみられる。

② 時に数日前から疲労感を訴える場合もあるが、必発の自覚症状ではないようである。

③ 睡眠中に突然うなり声を発すると表現される呼吸困難に陥り、意識喪失状態となり、揺り動かしても応答なく、数分間で死亡する。

④ 女性にはほとんど起こっていない。

⑤ 剖検所見（死体解剖による病理学的所見）では、血液の暗赤色流動性、諸臓器の鬱血（血液が滞ること）、粘膜漿膜下の溢血点（血液が点状に漏れて出ること）が共通してい

る。

⑥　非特異的所見として、大動脈幅の狭少、副腎皮質の菲薄（薄くなること）、軽度の心肥大、冠動脈の走行異常などを認めることもある。

やや古い文献ではあるが、ドイツ人のA・ウエルッとE・ミュラーが行った一九三八年〜一九三九年の報告は、大変興味あるものであるという。それは、主要臓器に死因となるような器質的病変（臓器そのものが質的変化を伴う疾病所見）の認められない二〇歳から四四歳までの若壮年者の突然死した四例についての剖検報告である。

剖検によって共通した所見は、脳に強い浮腫（むくみ）と、小漏出性出血（小さな血管から漏れ出すタイプの出血）、灰白質の血管周囲に円形細胞浸潤（円形の細胞が周囲にしみこむように進出している状態）を認めたことである。

つまり突然死の死因を原因不明の脳循環死（脳の血液循環に強い障害が起こって死亡するもの）と報告したものである。

渡辺教授らは、ポックリ病と俗称され、急性心臓死として扱われているこの疾患について、次のような独自な見解をもっている。

このポックリ病、すなわちSMDSという疾患は、急性心臓死ではなく、脳腫脹から発生する心停止に先行した呼吸停止であり、夜間無呼吸発作による脳死である。そして、睡眠中の発作時に突然奇声を発するのは、この呼吸困難の苦悶であるという意見である。

る。

同様な意見を是枝哲也氏も述べている。それは次のような仮説メカニズムによるものである。

① 睡眠中に舌根（舌の付け根）が沈下して気道狭窄（口から肺に至る空気の流通する道が狭くなること）が起こる。

② この気道狭窄のため換気不全（吸気により空気中の酸素を取り入れ、呼気により肺から出される炭酸ガスを体外に排出する動作が不充分となること）が起こる。

③ 酸素不足による反射性の深吸気（深い吸気運動）が起こる。

④ 深吸気で沈下している舌根部が、更に引き込まれて吸気性の喘鳴を発すると共に、気道が閉塞して窒息死に至る。

というものである。

それでは、青壮年男子を侵すのは何故かという疑問について、渡辺教授らは、内分泌系の関与を度外視できないとし、急性脳腫脹→呼吸停止→心停止の死亡の過程において下垂体オキシトシン（脳下垂体で生産される一種のホルモン）の活性値低下に注目したいと言っている。

昭和大学医学部の照内忠晴氏は「急死におけるヒト下垂体オキシトシンの活性値について」と題する論文の中で次のように述べている。

表9　急死における下垂体オキシトシン活性値

急死例	症例数	標準誤差 平均値±S.E	分布
青壮期急死症候群（SMDS）	7	3.99±0.60	2.43－6.84
脳疾患	6	4.03±1.34	1.51－7.34
大動脈破裂（大動脈瘤）	4	4.20±0.95	2.67－6.95
急性心臓死	9	10.33±1.20	6.20－17.60
溺死	5	11.72±0.81	8.89－16.66

照内忠晴：日内分泌会誌；52，1096，1976

オキシトシンは、女性において分娩、哺乳、性交など特殊の状態に際して下垂体から放出される。男性においては生理的意義や役割については現在のところ全く不明であるが、何等かの知られざる働きをもつものと考えられる。

このような考えのもとに青壮年急死症候群（SMDS）において、オキシトシンがどのように対応しているかを検討するため、急死した剖検死体から摘出したヒト下垂体について、オキシトシン活性値（オキテトシンのもつ作用が高まる力）を比較測定し、**表9**のような結果を得た。

この**表**から示される下垂体オキシトシン活性値の特徴は

① 死因または死因群に差があること。
② SMDSでは急性心臓死群より低値を示すこと。

③　ＳＭＤＳは脳死群に近いこと。

などである。

従って、ＳＭＤＳ脳疾患群では、下垂体から血中へオキシトシンが多量に放出されていることが推定できる。

渡辺富雄教授、角田健司講師からの家兎を用いた実験報告によると、オキシトシンによって雄より雌のほうが血圧、血流の正常復帰時間が短縮することを認めている。

ＳＭＤＳによる死亡が男性の青壮年期に限られ、女性の青壮年期では発症はあっても死を免れる可能性が、オキシトシン作用の性差から示唆されることを述べている。

以上、通称ポックリ病と呼ばれている夜間突然死亡する奇病について、代表的な考え方を略記した。

2　悪　夢

さて、そこでポックリ病の死因について考えを少々述べてみたい。

結論的に言うと、私の独断的印象ではこの奇病を解く鍵は、発症時の奇妙なうなり声にあるように思う。

ところで、人は時々夢にうなされることがある。いわゆる悪夢である。すなわち、高所から落下してゆく夢、悪魔や恐ろしい動物などに追われている夢、悪人に殺されそうになっている夢、水中に沈んでいてなかなか浮かび上がれない夢、からだ全体がしびれて不動金縛りに合っているような夢、などである。

このタイプの夢を便宜的に受虐的な夢とでも言うなら、反対に他虐的な夢もある。つまり、自分が他人を怒りつけたり、暴力を振るったり、殺そうとしたりするタイプの夢である。

大体は、ぎりぎりの恐怖の瞬間はっと目が覚め、ああ助かったと感じるものである。もしこのまま目が覚めなかったらどうだったであろうか。そのまま最悪の事態に突入したかも知れない、などと後で冷汗がでるような恐怖の体験を持っている人は少なくない。私自身にもそのような経験があるし、聞いてみるとそうした夢を見た人はおおぜいいる。

このような悪夢の覚める前がうなされている状態であり、たいていは「おう、あう、うあ、はう、」などと、うめき声のような不明瞭な発声をしている。そして近くに寝ている人に揺り動かされたり「誰誰さん起きて下さい」などと声を掛けられて、ようやく我れに返るのである。

ポックリ病の時、発するうなり声というのがどのようなものか、実際に聞いた経験がないので比較するわけにはいかないが、今まで発表されている文献上のうなり声の性格と悪夢の時のうなされ声とは、一見異なるようにみえる。ポックリ病の場合は、むしろ絶叫に近い短い大声であり、悪夢のうなされ声は、低く長いうめき声だからである。

最後に発する奇妙なうなり声は、一説によれば舌根部が沈下していわゆる窒息死に至る過程での発声であるという。すべて文献上の表現ではあるが、確かにポックリ病では発声状況が突然であり、息ができない時のうなり声に近いようである。

別の説では、このうなり声は苦悶状の大呼吸であるという見解がある。だが、ポックリ病のうなり声は、呼吸という吸ったり吐いたりする動作から発するものではなく、どちらかというと息ができない時のようなうめき声に近いようである。

睡眠中にＲＥＭ睡眠（逆説睡眠ともいう）という状態があることは前記した通りである。このＲＥＭ睡眠は、通常誰でも**次頁の図17**のように一夜に三〜四回程度は繰り返し経過している。

そして最初の一〜二回のＲＥＭ睡眠で見ているであろう夢は、翌朝になると記憶してはいない。これはフロッピーディスクと同じように後からの夢がインプットされる際に、その以前の夢は消去されてしまうからであろうか。

睡眠中に悪夢の恐怖に襲われるのは入眠後の比較的速い時期で、波状的に盛り上がる山並みの一度目か二度目の山か谷においてである。

一般的には、山に当るＲＥＭ睡眠が夢みる眠りとされている。この時期には、脈拍は強くな

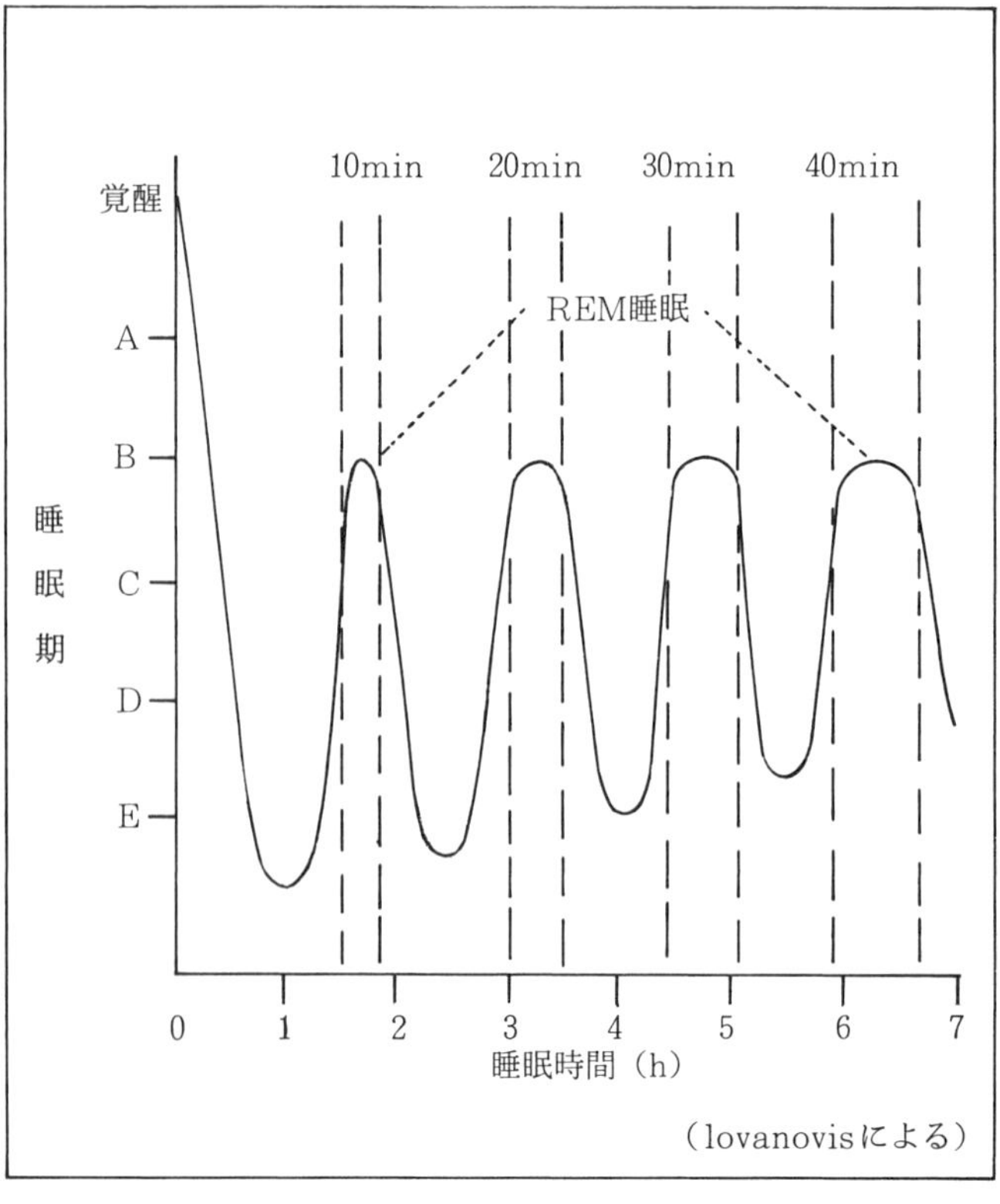

図17　睡眠期と睡眠時間

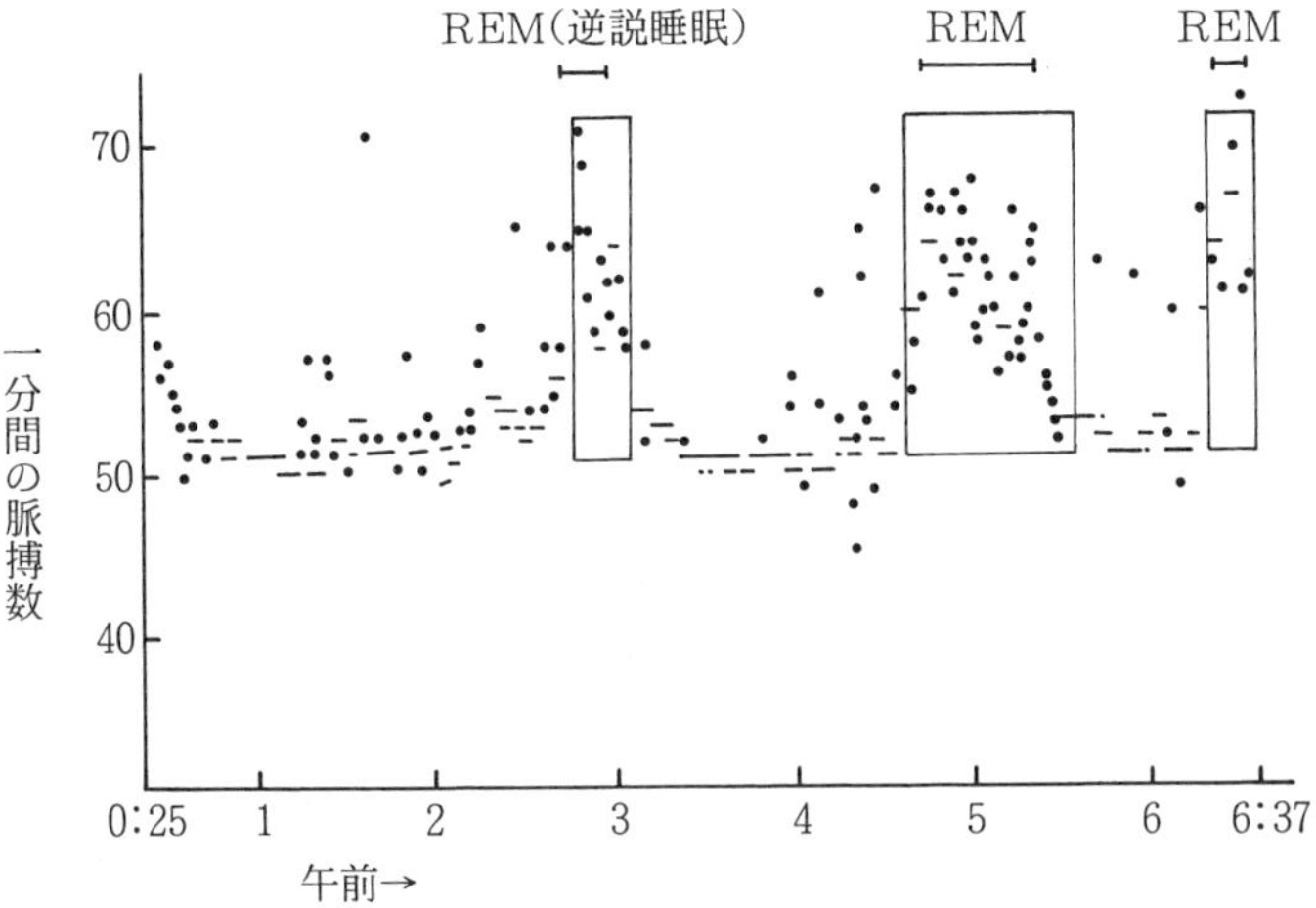

図18　ペニスの勃起と逆説睡眠，脈拍との関係（わく内は勃起期間を示している。森田　1972年）
松本淳治：『眠りとはなにか』，講談社，ブルーバックスB-281：76，1988.

りその数が増加する。すなわち、谷から山へ登る時には脈拍の増加、血圧の上昇など、血液循環系の急激な変化が起こることが知られている。しかもそのときに夢の内容が、恐怖や不安を伴うような悪夢であれば、その変化は更に強くなるに違いない。

心拍数の増加するのは、なにも悪夢だけではないであろう。甘美なエロチックな夢でも同様な状態が出現する可能性がある。測定した例がないので確証はないが性交などの夢では心拍数が増加するはずである。男性はしばしば射精と同時に目覚めることが多い。

一説では女性にも同じような現象があるという。これを夢精というが生理的なものと病的なものとがある。夢精についてはここであまり深入りしない事にしたいが、その発生メカニズムについては悪夢と対比する意味で大変興味深いものがある。

なお、枝葉になるが、ついでに付け加えておくと、図18に示されているように、REM睡眠のとき、男性性器が勃起するのは成人に限らず、二〜三歳の童児にも起こる。すなわち性体験の有無にかかわりない現象であることを示している。

いずれにしろこのような現象が出現することにより、いったん深い眠りの谷に降り鎮静化した心臓の活動が、ちょうどマラソンでも始めたように急速に活発な活動を強いられることになるわけである。

この急峻な心拍変化にも問題の答えが隠されているような気がする。心拍数が突然急速に増加しなければならない事態の変化に対応しきれないとき、心臓への致命的ダメージが与えられるのではないだろうか。

ポックリ病と心臓死のことは確かに重要な課題であるが、現在の問題は悪夢である。

悪夢体験者のコースには二通りの道があると考えられる。

ただうなされるだけで悪夢から解放される場合と、悪夢から直線的にあの世に突入してしまう場合とである。直線コースでポックリ死んでしまった本人から、その時に見た夢の話を聞き出すことはできない相談である。しかし、三途の川からかろうじてUターンした人の例、つまり、ポックリ病ニアミス体験者は皆無ではないらしい。

昭和大学医学部渡辺富雄教授および仲谷虎之助氏は、青壮年急死症候群（ＳＭＤＳ）のニアミス体験者とその家族から情報収集を行い、『日本法医学雑誌』〔三三（一）、一九七九〕に報告している。これらの症例の一部をまとめて**表10**にした。

この症例では、すべて突然無呼吸発作を起こしている。渡辺教授らはこれをＳＭＤＳが呈する、無呼吸→呼吸困難→意識消失→けいれん→末期前呼吸停止→終末呼吸→死亡という全コースの初発症状としてとらえている。

実は、この初発症状がどのようにして発生するのかが最大の問題点である。

図19には渡辺教授らのＳＭＤＳにおける症状分類を作成した。ここでＡ・Ｂ・Ｃと仮に付けたポイントに注意していただきたい。

Ａポイント（第Ｉ度）は、初期の無呼吸発作が発生した時期で、多くの場合は、悪夢の中で息ができないような自覚をして目覚めている。しかし、悪夢の内容については大部分を忘れている。夢の最後の部分では水中であがいているような、もうろうとした状態を記憶していることもある。

前述したように、この程度までの初期無呼吸発作は私自身も経験しているし、近辺にもかなり大勢の体験者がある。

仮に、この発作が、悪夢との関連を全く否定できないとして、では、無呼吸発作とどう結び付くのかと問われると、明確な答えが出てこない。

表10　睡眠中の突然無呼吸発作症例

例	年令	性	職　業	出身地	身長	体重	発症時刻	無呼吸発作と悪夢の内容
					cm	kg		
1	25	男	商社員	神奈川県	174	56	就眠後2～3時間	水泳で長く潜っていたときのようで，突然呼吸ができなくなった。数十秒間ベッドの中でのたうちまわる。その直後呼吸促迫となり，数分で呼吸正常化す。
2	34	男	信用組合員	埼玉県	173	67	就眠後2時間	呼吸ができなくてドタバタすることで回復。1月1回づつ位4～5回つづいている。無呼吸発作が突然起る。
3	53	男	団体役員	富山県	167	67	就眠後2時間	数回の突然呼吸発作が過去に起っている。息が突然苦しくなり，無呼吸から脱するためわめくような状態で両腕を上下左右に動かし，深呼吸を可能にするため数秒間馳け廻り呼吸を回復した。
4	27	男	セールスマン	東京都	167	56	就眠後2～3時間	息が吸えなくなり10秒ぐらい経って目睡め，あわてて息を吸おうと努力する。夢うつつでぼやっとして苦しさを感じ，大変だと意識して呼吸に努めて回復する。車を運転するようになって発作起る。

5	50	男	会社専務	東京都	168	57	就眠後2～3時間	蒙ろう状態で息苦しくなり，息を吸おうとしても吸えないような感じの苦しみ。このとき大きな奇声をあげたことを妻が気付いている。精一杯の力をふりしぼり上半身を起き上る姿勢となり，1～2分後呼吸は正常化した。
6	39	男	会社員	福島県	160	64	就眠後2～3時間	急に口を塞がれたように，のどに何か物がつまったような状態で息ができなくなって奇声を出し，妻が気付いて，揺り動かすと，ぼんやりした顔して又すぐに眠ってしまった。
7	41	男	会社課長	千葉県	170	67	就眠後1～2時間	突然うめき声をあげて呼吸していないのを妻が気付き，体を揺り動かして目をさまさせるまで数秒かかっている。その間本人はこれでもうだめだという感じや目をさまさなければいけないという夢または体の動きを止めて苦しさに耐えている夢を見ていて，夢の中で体がしびれる感じのこともある。この発作は以前からあった。最近の発作では海の浅瀬から深いところへ引づり込まれ，底の水がすごく冷たく感じた夢をみている。このときはうめき声を妻が気付いている。

仲谷虎之助・渡辺富雄：日法医誌；33（1），56～57，1979
「青壮年急死症候群の徴候分類」より作表

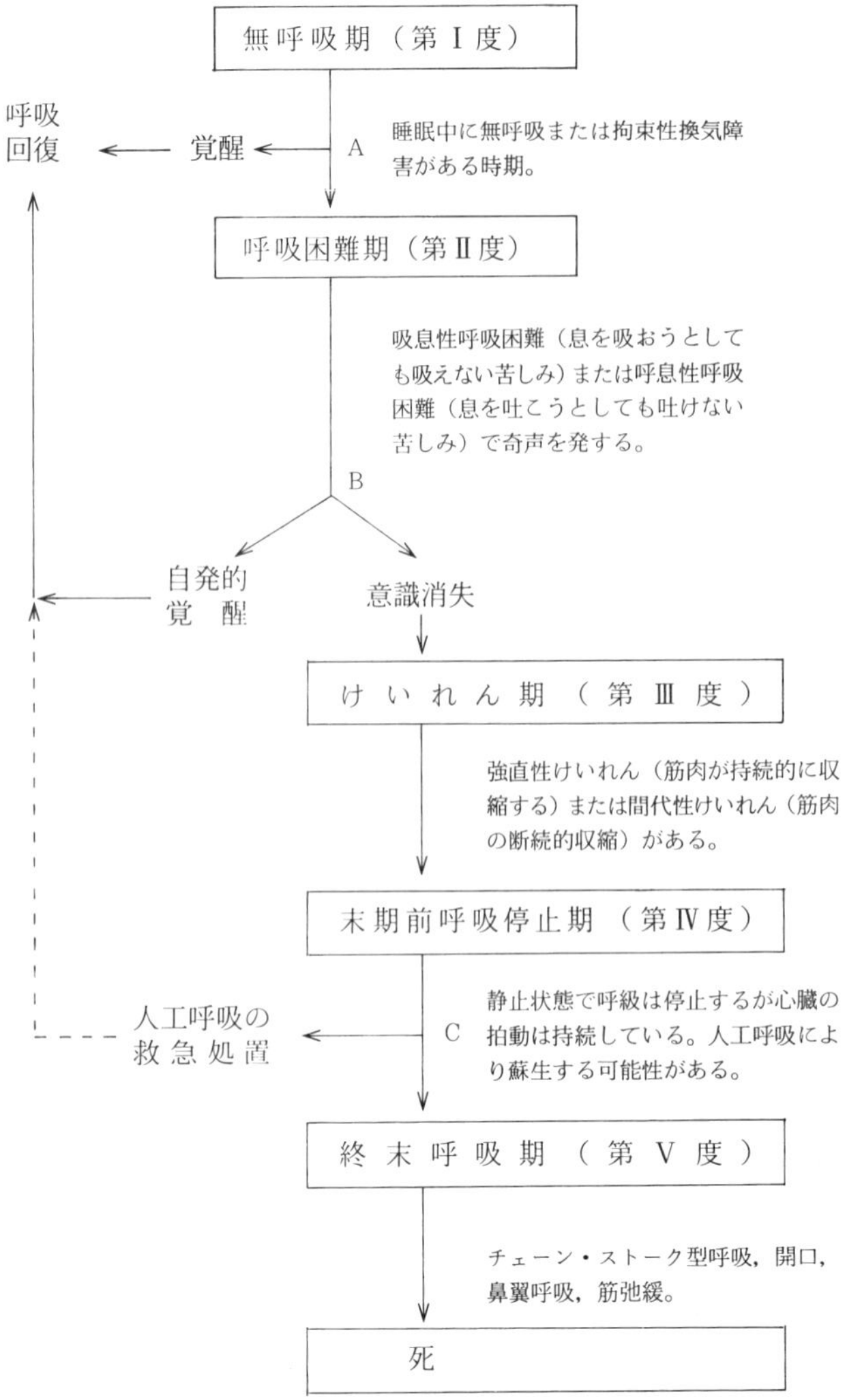
無呼吸期（第Ⅰ度）
呼吸回復
覚醒
A
睡眠中に無呼吸または拘束性換気障害がある時期。
呼吸困難期（第Ⅱ度）
吸息性呼吸困難（息を吸おうとしても吸えない苦しみ）または呼息性呼吸困難（息を吐こうとしても吐けない苦しみ）で奇声を発する。
B
自発的覚醒
意識消失
けいれん期（第Ⅲ度）
強直性けいれん（筋肉が持続的に収縮する）または間代性けいれん（筋肉の断続的収縮）がある。
末期前呼吸停止期（第Ⅳ度）
人工呼吸の救急処置
C
静止状態で呼級は停止するが心臓の拍動は持続している。人工呼吸により蘇生する可能性がある。
終末呼吸期（第Ⅴ度）
チェーン・ストーク型呼吸，開口，鼻翼呼吸，筋弛緩。
死

図19　SMDSの症状分類

中谷虎之助・渡辺富雄：青壮年急死症候群の徴候分類；日法医誌，33(1)，59，1979より作図

つまり、あまりよくわからないのである。たいへん大胆な推理を許されるならば、悪夢→下垂体ォキシトシン放出→一過性低血圧→心機能低下→脳循環虚脱→脳障害→呼吸機能低下→無呼吸発作発生、というような悪夢関与の機序を考えられなくもない。

しかし、悪夢がなぜ下垂体ォキシトシン放出を促すのか説明出来ないし、一過性低血圧が心機能低下を招く可能性はあっても、脳循環虚脱から脳障害へと発展し、遂に呼吸機能低下を来すということになると、悪夢から解放された症例などからみて、やや重大過ぎるような気がする。悪夢から無呼吸発作へ進む道のりは、まだ暗黒の世界である。

Bポイント（第Ⅱ度）に至ると、そこは運命の別れ道である。ここであの奇妙なうなり声が発生する。それは正に死神を呼ぶような絶叫であり、おそらく一度聞いたら二度と忘れられない夜の恐怖だろう。このうなり声が生死を左右するサインであることは間違いないが、その発生に悪夢がどう関係しているかがわかれば問題解決の糸口となる。

その悪夢から逃れて、なんとか自力で危険を脱出する場合と、そのまま意識を失ってけいれん期（第Ⅲ度）に落ち込む場合とがある。

Cポイント（第Ⅳ度）では、通常は次の終末呼吸期（第Ⅴ度）に移行するが、発見者が適切な人口呼吸を続けることにより、命を助けられる可能性が残されている。救急車で初期救急処置を施しながら、救命救急センターに搬送する。そこで前述したように来院時死亡（ＤＯＡ）

あるいは来院時死亡寸前（near DOA）の状態が出現するのである。

家人が人工呼吸をしていて間もなく覚醒し、応答できるまで意識を回復した例もある。その人は翌朝「夕べは高い所から落ちた夢を見た」と語った。しかし、わずか二カ月後の同じような発作ではとうとう回復しないで死亡している。このように発作を繰り返す人も多い。しかし、大体は徐々に発作回数が減り、いつとはなしにその危機を脱する。

3　乳児突然死症候群

青壮年の突然死によく似た乳児の突然死がある。本書の執筆中に起きた角界のたいへん気の毒な予期できない出来事であったが、ある乳児突然死症例を紹介しておこう。

平成元年六月十二日午後十頃、横綱千代の富士関の三女愛ちゃん（生後3カ月）がソファーの下のカーペットに落ちてうつ伏せのままぐったりしているところを母親の久美子さんが発見した。

一一九番通報により東京消防庁の救急隊員によって、都立墨東病院に搬送収容されたが、同十一時二十六分死亡した。

担当医は当初ソファーから落ちたとき頭を打ち、そのまま窒息死したのではないかと診断した。しかし、その後死因に不明な点があるということで、東京都監察医務院監察医の解剖診断が行われた。

その結果、健康にみえる赤ちゃんに起こる突然死の一つである、乳児突然死症候群（Sudden infant death syndrome、ＳＩＤＳ）が死因であることが判明した。

まったく健康でこよなく愛情に包まれながら育てられている赤ちゃんが、ある日突然死んでしまうなんてことは、ご両親にとっては晴天の霹靂《へきれき》に違いないし、その悲しみはたとえようもないことであろう。

ではこうした不幸な出来事は、世間にはどのくらい起こっているのであろうか。また、どのような原因で発生するのであろうか。

厚生省統計情報部発表によると**表11**の如く、昭和六十二年度死亡者数はゼロ歳児で一八一名であり、ゼロ歳児死亡総数の約二・七％を占めているということである。

表11　乳幼児突然死症候群の死亡者数

（単位：人）

	0才	1才	2才	3才	4才
昭和58年	162	12	11	1	2
59年	160	12	5	0	2
60年	139	26	9	3	1
61年	187	15	5	0	2
62年	181	17	6	4	0

（厚生省統計情報部）

この点について昭和大学医学部・渡辺富雄教授はＳＩＤＳの頻度を出生一〇〇〇人に対し〇・四〜〇・六人の割合であり、年間九〇〇～一五〇〇人と概算している。

また、米国におけるＳＩＤＳの発生頻度は、出生一〇〇〇人に対し、二・五～三・〇で、一年間に一万人の死亡があり、アイルランド、ニュージーランド、カナダなどでは更に高い比率が報告されているという。

このように、我が国に限らず世界においても数多く発生していて、現在の医学的、社会的な重大問題となっているのである。

北里大学の坂上正道教授は、乳児突然死症候群（ＳＩＤＳ）の定義を次のように紹介している。つまり、広義のＳＩＤＳとは、予測できない状態で乳幼児の突然死をもたらした症候群をいい、狭義のＳＩＤＳとは、剖検上にもその原因となるべき基礎疾患が認められない突然死の症候群をいう。

鳥取大学医学部脳研神経小児科　高嶋幸雄教授はその論文の中で、乳児突然死症候群（ＳＩＤＳ）に対して、以下に挙げるような事項を指摘している。

①　ＳＩＤＳは単一な疾病ではなく、いくつかの原因が複合して発症する症候群である。

②　乳児期に、とくに生後二～四カ月に最も多く発症している。

③　ほとんど睡眠中に起こるという特徴をもっている。

④　これらのことから、ＳＩＤＳは睡眠中の呼吸循環調節の成熟過程に生じる異常である。

右のような考えから、**図20**のように突然死に至る発生要因のプロセスを示している。なお、原図にはなかったものであるが、説明の都合上各要因にアルファベットを付した。

本図で示されているように、SIDSの発生はまずAから始まる。次にBまたはB′を経てCという状態が起こり、そこにXが関連してDすなわち突然死に至るというものである。

Aという発生起点は、しばしばSIDSの同胞や親にもCO_2（二酸化炭素）に対する呼吸反応の低下が認められることから、遺伝的あるいは環境的要因（Y要因）が関与しているのではないかという考え方があるという。

SIDS発生に対する重要な論点は、このA要因にあると思われるが、高嶋助教授らはSIDSにおける延髄呼吸中枢のニューロン樹状突起（神経細胞の一部）が未発達であることを認めている。

しかし、これは慢性的な反復性・低酸素症（C要因）によって起こった結果とも考えられる。また同時に、延髄の心臓機能調節への関与があり得る。

従ってA→BまたはA→B′、B→CまたはB′→C、およびC→Aの要因加重サイクルが構成される。

A→Bの移行過程ではZ要因の関与が考えられる。SIDS剖検例の中では、約半数に気道感染症（吸気呼気が肺にまで通過する気管などの経路が、細菌によって炎症を生じ発症する病気）がみられ、この影響によって睡眠中無呼吸の頻度が増加することは確かである。

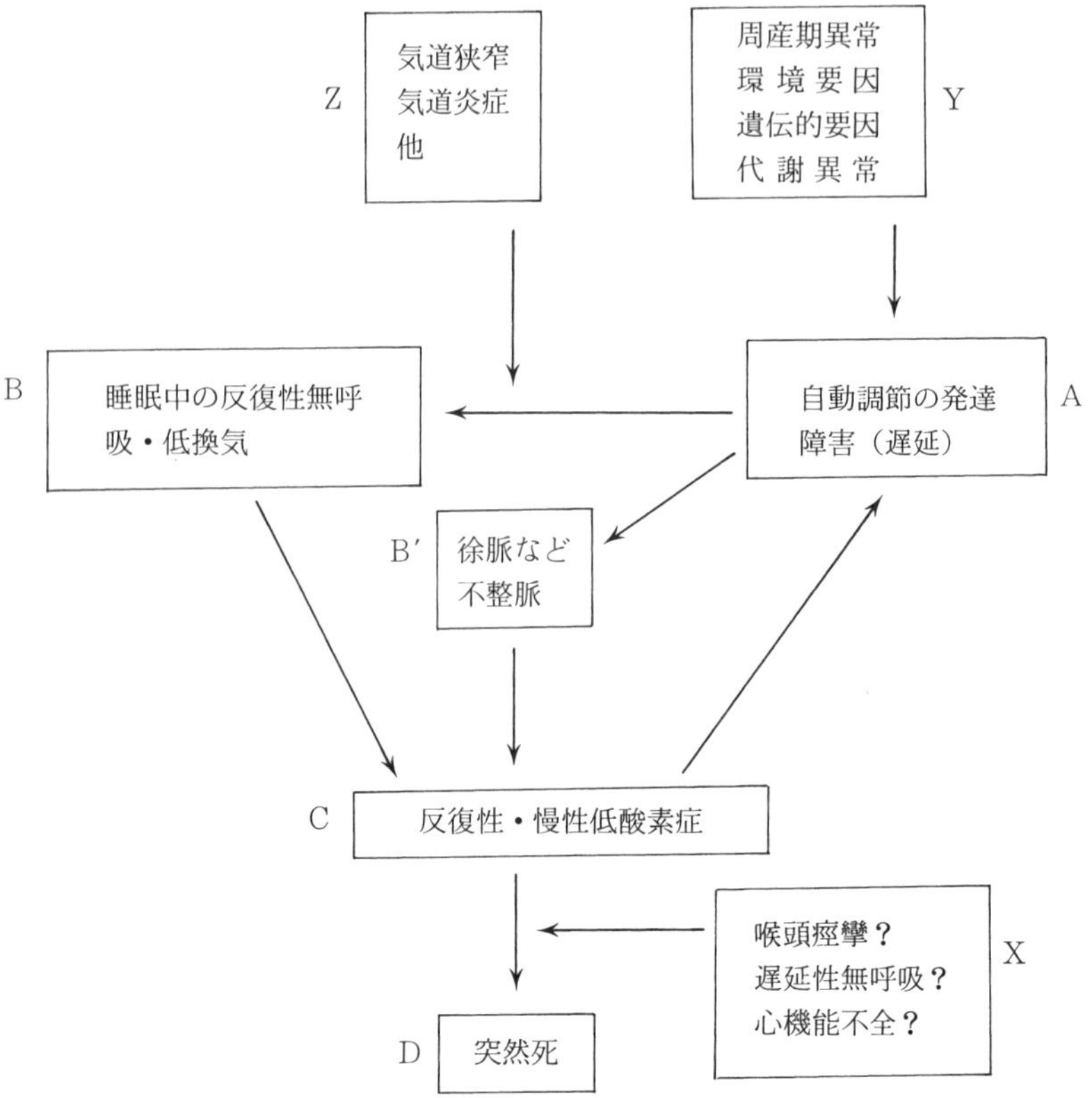

図20　SIDSの発生要因

高嶋幸男：臨牀と研究・64巻６号112頁（昭和62年６月）

ＳＩＤＳで死に至らなかった症例を、未然型乳児突然死症候群（abortive SIDS）といい、またニアミス突然死（nearmiss SIDS）とも呼ばれている。外国ではニアミス突然死に、Ｘ要因とされる遷延性無呼吸（長引く性質の無呼吸）を認めた例があるという。

高嶋助教授は、その他の呼吸調節に関連する肺、筋肉、末梢神経、脳幹などの基礎疾患の有無がＸ要因となり得ることを強く示唆している。

また、昭和大学医学部、渡辺富雄教授は、乳児急死症候群（ＳＩＤＳ）と青壮年急死症候群（ＳＭＤＳ）との死因究明に関する諸説を表12の如くまとめている。

そして、この両者の死因解明には、従来の病理解剖学的検索だけではなく、病態生理学的、病態生化学的研究の進展が必要であることを強調している。

4　ピックウィック症候群

青壮年急死症候群および乳児突然死症候群と同じように、睡眠中の無呼吸発作を起こし突然死のリスクをもつ症候群がある。以下、最近遭遇した症例を紹介して、この症候群の成因を考えてみたい。

表12 SIDS および SMDS の死因諸説

乳幼児急死症候群	青壮年急死症候群
間質性肺炎，気管支梢炎	急性心機能不全
間質性心筋炎，心不全	大血管系の発育不全
刺激伝導系の障害	刺激伝導系の障害
心電図Q－Tの延長	非心臓性欝血性循環不全
交感神経支配の不均衡	原因不明の心臓死
ウイルス感染	*B. subtilis* 溶原株の検出
ストレス	内因的ショック
副腎機能不全	副腎機能不全
胸腺リンパ体質	胸腺リンパ体質
自律神経異常	自律神経と内分泌系失調
先天性上皮小体不全	
頸動脈小体の異常	下垂体オキシトシン放出
呼吸性アシドーシス	呼吸性アシドーシス
睡眠中の無呼吸発作	睡眠中の呼吸停止
上気道感染と機械的窒息	
下顎可動性過剰咽頭狭小	舌根沈下による気道閉塞
喉頭痙攣	急性脳腫脹
鼻腔閉塞，嬰児殺	窒息
電解質異常	電解質異常
K/Ca 値の上昇	心筋 Ca，K，Mg の減少
ビタミンE欠乏	心筋乳酸低下，pH 上昇
アナフィラキシー	心筋ビタミン B_1，B_2 減少
血清 γ グロブリンの低下	チトクロームCの減少
IgG，IgM の上昇	コハク酸脱水素酵素低下

渡辺富雄：日法医誌；31（6），329，1977

T・Hさんは三十九歳の男性である。現在、東京都内のある団体に勤務している。近頃肥満が著しくなったので、健康診断を受けてみた。

健診医の結果説明では肥満度四十パーセントという高度の肥満の他には特に大きな異常は認められないという。しかし、T・Hさんにはこの際よく聞いて帰らなければならない気になる事項があった。

彼の妻は最近、彼の睡眠中のいびきが突然止まる現象を繰り返していることに気付いた。よく注意していると、いびきが止まると同時に彼の呼吸もまたしばらく止まっている。そして「ぐあっ」というのどの奥から出る大きな音と共に再び呼吸が始まるのである。彼の妻は、そのうちこのまま呼吸が止まってしまうのではないかと心配になってきた。

T・Hさんは、このままで大丈夫かどうかを良く聞いてくるよう彼の妻から言われてきていたし、彼自身としても大変不安になっているのである。

健診結果のデータ説明では、この問題について理解できる十分な時間がないので、また日を改めて受診することになった。

しばらくして再度、健診機関を訪れてT・Hさんは、肺機能検査、血液検査、負荷心電図検査などを行った結果、特に大きな問題はなく、要するに肥満症の改善が最も重要なことを説明された。その中で、現在T・Hさんはその疾病概念の臨床所見が揃っているわけではないがとの、ことわり付きで、ピックウィック症候群という特殊な症状の話を聞いたのである。

ピックウィック症候群（Pickwickian syndrome）という疾病概念は、一九五八年にブーエル（Burwell, C. S.）らによってアメリカ医学雑誌『Am. J. Med.』に発表された「肺胞低換気に関連した極度の肥満―ピックウィック症候群」と題する論文によって初めて命名されたものである。

その語源は、チャールス・ディケンスの小説『ピックウィッククラブ遺聞』に出てくる少年ジョーの描写に求めることができる。すなわち、ディケンスはこの少年を、眠気を催している肥っちょで赤ら顔の非活動的な少年と表現している。

ブーエルの記載によるとピックウィック症候群は、

① 著明な肥満
② 傾眠
③ 攣縮
④ チアノーゼ
⑤ 周期性呼吸
⑥ 二次的赤血球増多症
⑦ 右室肥大
⑧ 右室不全

の八項目が特徴として挙げられている。

この症候群は、簡単に表現すれば極度の肥満によって起こる持続性の肺胞低換気によってもたらされた複合症状である。しかし、その発生機序については、まだ定説をみていない。

金沢医科大学循環器内科、竹越　襄助教授は、一八九二年『現代医療』の中でこの問題について概説している。その中で二三の重要な見解について抜粋してみると以下の如くである。

ピックウィック症候群における呼吸機能障害の原因としては、肥満に伴う肺胞低換気が基本的なものである。その発生機序として、①、中枢説、②、末梢説および③、混合説などがあるが、本症での傾眠や周期性呼吸は中枢性と末梢性の両因子の関与、つまり、混合説による発生が最も説明しやすい。両因子を主張する研究報告の中には、次のような興味深いものがある。

近年注目されている乳児突然死症候群（ＳＩＤＳ）の原因として、呼吸器系から睡眠時の無呼吸と、循環器系から致死的除脈性不整脈がそれぞれ考えられるが、剖検所見より脳幹部の障害を認める例のあることにより、中枢性の無呼吸発作の発生が推定され、本症候群との関連において興味がもたれる。

チルキァン（Tilkian）らは、各種不整脈を伴う睡眠誘導無呼吸症候群について検討し、その中で一次的原因として中枢障害を考え、それに中枢無呼吸が種々の不整脈を出現させると想定している。

ピックウィック症候群の夜間睡眠終夜ポリグラフ（脳波、眼球運動などを同時に記録する検査）を行うと、呼吸停止は末梢型が多いという報告がある。また、右側臥位の睡眠で無呼吸の現象といびきの減弱を確認した。すなわち舌根沈下の軽減が症状改善のために重要な役割りを果たしているものと考えられる。

本症の循環機能に対する影響は極めて大きい。つまり、周期性呼吸が体血圧及び肺動脈圧に影響を与え心負荷を増大させる。無呼吸が血管抵抗を増大させるか、肺および体血流量を増加させる。また、胸腔内陰圧の上昇が静脈還流を増大させ、肺および体血流量を増加させる。周期的覚醒が中枢神経系を介して交感神経の緊張の増加をもたらす。

チルキァン、モッタ（Motta）らは睡眠誘導性無呼吸における血行動態と不整脈についてホルター心電計で終夜モニターを行い、ほとんどの症例において著明な洞性不整脈を認めた。不整脈の種類は、洞性除脈、洞停止、房室ブロック、心室性期外収縮および心室頻拍等である。

ピックウィック症候群の周期性呼吸あるいは無呼吸発作によって、二次的な血流動態の変化、交感神経系の緊張などが起こり、結果的に致死的不整脈が発生する可能性が考えられるということは、とりもなおさず心臓性突然死の発生危険があることになる。

T・Hさん夫妻の心配は、まさにそこにあったのである。そして突然死の発生防止が、肥満改善にあることもまた確かである。

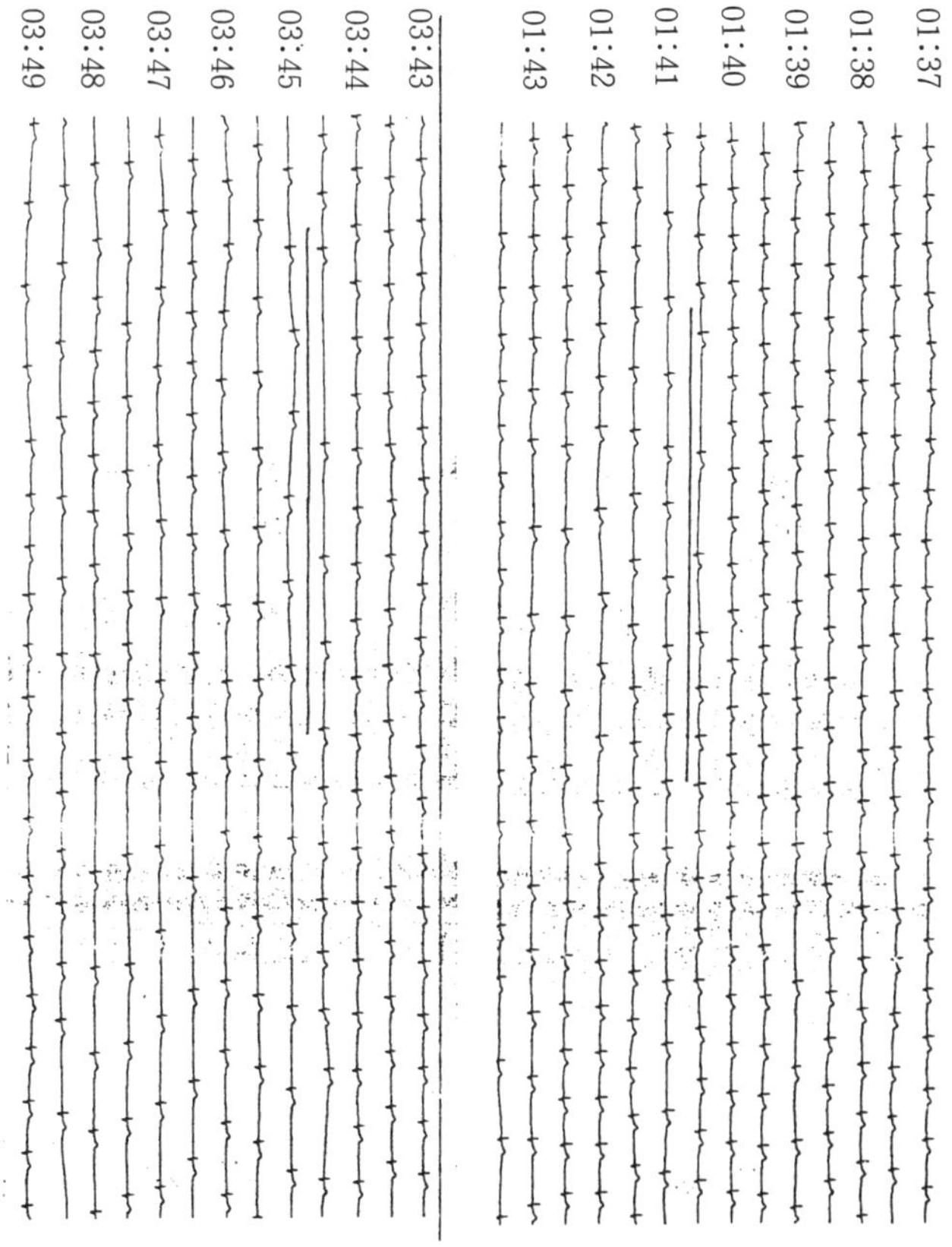

図21 a　肥満女性のホルター心電計による終夜モニタリング心電図

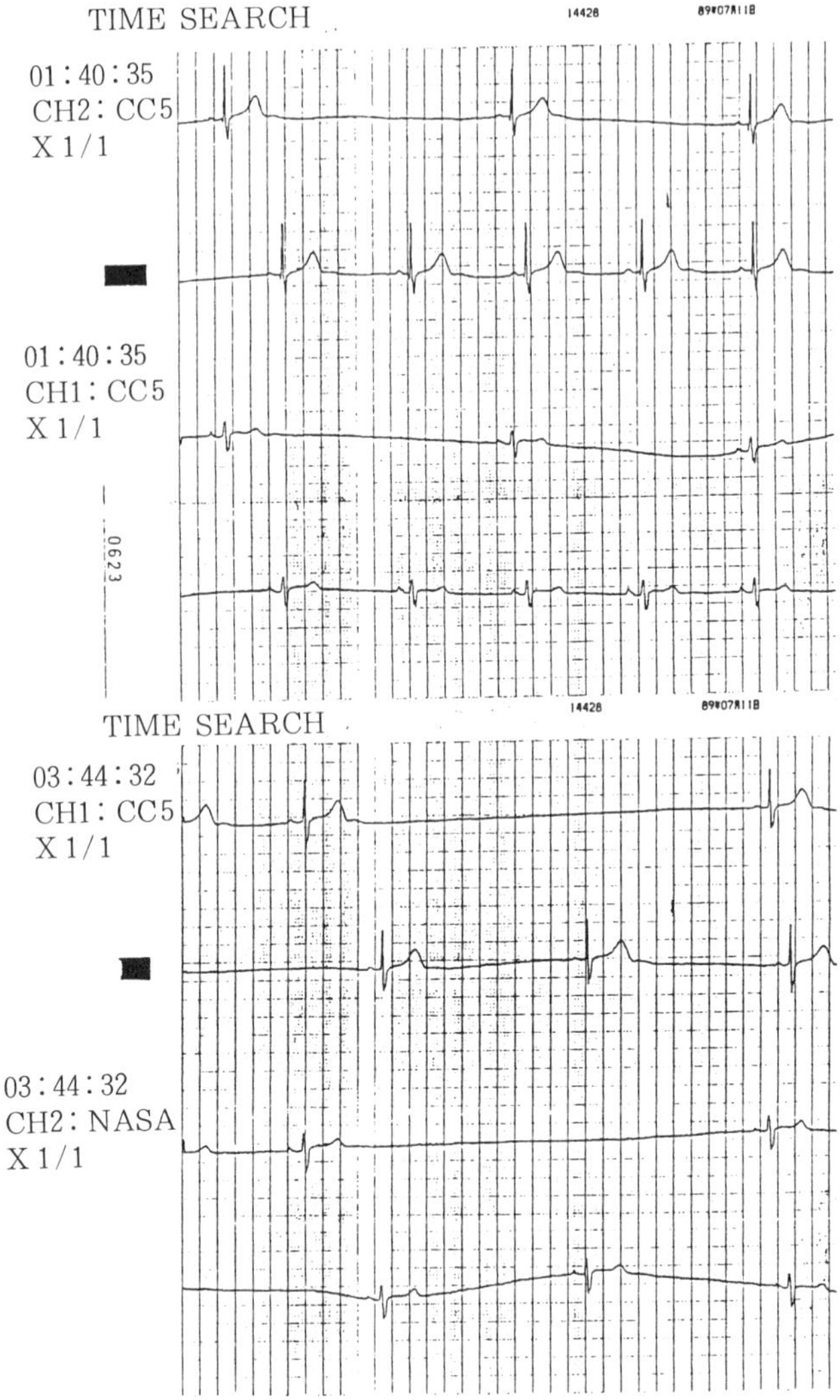

図21b　前頁の心電図拡大図

図21は極度の肥満と傾眠を訴えていた三十八歳の女性の症例であるが、ホルター心電計による終夜モニタリングの心電図である。それを解析したところ、各所に除脈性不整脈（最大五秒の洞停止）が発生していたことが判明したのである。この患者さんはその後、厳格な食事療法を行って症状が改善されてきている。

5　バゴオン

バゴオンというのはフィリピン人の食べ物である。日本の塩辛のようなものらしい。魚や小えびに塩をまぶし、容器に入れて数週間置くと、これらの成分が分解、または発酵して独特な風味を醸す。

そしてバゴオン（Ba-go-ong）はタガログ語である。その理由はわかからないが、別に夢魔という意味もある。

フィリピンの若い壮健な青年男子に起こる睡眠中の突然死が、マニラタイムスなどに報道されたのは一九五六年頃のことである。それより少し前の一九四八年、マナラン・C氏はフィリピンの医学雑誌に「ハワイにおけるフィリピン人の奇怪な死」という論文を掲載している。

これらの論文から察するところでは、突然死が夢魔に襲われて発生すること、また、夢魔とバゴオンとは少なからずかかわりを持つということが、このミステリー・デス（奇怪な死）のキーワードを形成したいきさつらしい。

バゴオンについてフィリピンのJ・B・ノラスコ博士は、一九五七年に興味深い調査と実験の報告を次のように行っている。

犠牲者は、発病以前に全く疾病歴がなく、極めて健康そうな若い（二五歳〜四〇歳）男子である。いずれも夕食を腹一杯食べて就寝し、間もなく、咳、息ずまり、息ぎれ、うめき、絶叫、叫び、もがきなどが観察されたあと、眠りから覚めることなく突然に死亡する。

通常の死後観察よると、胸膜下、心内膜下、膵臓などの出血、一部消化した食物の詰まった拡張した胃、右心室の拡大、肺鬱血、肺浮腫、死後血液の凝血能低下、低二酸化炭素血症などが認められた。

ノラスコ博士によれば、突然死の発生については、左記のような学説が提言されているという。

①　**機械説**

まず直前の食事で胃の拡張が起こる。ついで結果的に心臓が機械的な圧迫を受けてバゴオンが発症するか、あるいは迷走神経を通じた反射によって発症するか、いずれかによって心臓機能が妨害される。

② 心臓・脚気説

心臓病あるいは心臓脚気による治療前疾病状態の人が、夢魔に襲われもがいているうちに死に落ち入る。死に至る突然性と、死後剖検による心臓の右室肥大の観察とは、この説が支援される所見である。

③ 夢魔説

多くのフィリピン人は、これらの突然死が夢魔によって発生したものと信じている。おそらく、犠牲者が睡眠中にうめき、うなり、もがいているのを観察してそうした信念が生まれたものと思われる。

その証拠としての話がある。ある犠牲者は、いわゆるニアミス突然死を経験している。その人は一度悪夢から覚醒して、夢魔に襲われたことを家人に告げて再び眠りに入り、そして間もなく次の発症で死んでいる。また、夢魔が心臓説ならびに副腎皮質困憊説において、引き金作用となり得ることも確信されている。

④ 中毒説

直前に食べたものから、中毒物質が消化管内で形成されるという説である。しかし、三人の突然死犠牲者の胃内容物を、それぞれ犬に食べさせたが、何も変化が起こらなかったという報告もある。

⑤ 急性膵臓炎説

死後の剖検では、犠牲者から認められる少ない所見のうち、壊死性膵臓炎または膵臓出血はしばしば認められる事実があることからこの説が生じた。しかし、この説ではなぜバゴォンがフィリピン人男性を冒すのかを十分説明することはできない。

⑥　その他の説

小腸吸虫類説、アレルギー説、副腎皮質困憊説、ストレス及びストレイン説、などがある。

ノラスコ博士は、成犬を覚醒群と麻酔群の二群に分け、それぞれの胃の中にバルーンを入れて膨らませて、それぞれの動脈圧を比較した。そしてこの結果から、胃の拡張による心臓または大動脈圧迫が、明白な死因とならないことを認めることができた。

次にフィリピン人の食物の中で、突然死の原因となるものがあるかないかを調査した。例えば、マカティmakatiというフィリピンの食物は大変な刺激性があり、口唇部や舌に腫脹などを形成する。こうした食物は毛細血管の透過性をうながし、そのために循環系ショックを生じる物質を含んでいることが考えられる。

なかでもパティスPatisという一種の魚から作ったソース（バゴオンの上澄み液で一種の魚醤油である。日本では秋田地方の郷土料理にショッツルという魚醤油があるが、そのようなものであろう）は、舌や口唇にみみず腫れを作ることで知られている。

ノラスコ博士は、自分自身の夢魔経験から、その直前の食事に用いられるこうした薬味類に注目した。

博士は実験用の雑種犬に、各種薬味食品の抽出液を胃や静脈を経由して投与し、それぞれの動脈圧を測定した。実験してみると、抽出液の中では他のものに比べてパティスによる血圧降下が著しかった。

また、魚から作成したパティスをバルビタール化合物で麻酔した実験犬に投与したところ、経胃および経動脈のいずれの投与方法でも最初に呼吸運動が停止し、ついで動脈圧は通常の窒息時上昇をみるものの最終的には降下し全例が死亡した。

死亡原因としては、動物が麻酔によって肺反射の減少をきたしているところにパティスを投与したため、次第に起きた呼吸量の低下による窒息死と考えられた。しかし、それが迷走神経抑制物質によるものか呼吸量減少によるものかは定かではない。

実験動物の剖検では、人間のバゴオンと同じような急性膵臓出血または壊死性膵炎の組織所見以外には変化はみられなかったということである。

以下バゴオンについての私見を述べてみたい。

胃は第二の心臓ともいわれている。普通は風船がしぼんでいるようなものだが、腹一杯食べて詰め込むと大きく膨らむ。胃の壁が伸展されるため血管や神経は長く伸びる。このため胃壁と周囲の血液の流れや胃の運動神経系の調節が、中枢神経への求心的刺激と反射的応答によって開始される。

この胃拡張によって結果的に心拍は増加するが、心臓自動中枢の刺激発生機構にもなんらかの影響を及ぼしていることが推定される。

私自身、かつて不整脈で悩まされたことがあるが、空腹時に御飯やうどんなどを腹一杯食べると、決まって不整脈が発生した経験がある。

従って、胃拡張と心臓機能との密接な関係が存在することは否定しない。しかし胃拡張の結果、機械的に心臓が押し上げられて心臓機能に障害が起こるという説には、ノラスコ博士の胃内風船膨らませ実験結果が証明するまでもなく賛成しかねる。もし大食いに心臓障害が起こるのなら、盛岡のわんこそば食い競争優勝者や、出雲そば食い番付の横綱などは何人も死んでいなければならない。

さて、バゴオンは日本のポックリ病（青壮年急死症候群）に酷似している。バゴオンの報告が最初に行われたのが一九四八年（マナラン・C）で、ポックリ病の最初の報告が一九五三年（薄田七郎）である。その間に五年の開きはあるが、ほぼ同時期にこれらのよく似た突然死が発生している。

そして、突然死の発生している地域はほとんどが東アジアである。また、ハワイにおいての犠牲者はこの地域からの移住者に限られている。

第二次世界大戦の後で、東アジアの人々の生活はおしなべて貧しいものであった。従って、栄養学的に見ても不十分な食生活の暮らしが続いていた。突然死の原因の一つとして栄養素欠陥説を挙げる学者もある。

北里大学病理学教室の奥平雅彦博士は、一九七四年の『血液と脈管』第五巻第七号の総説の中で次のように述べている。

脚気は日本、東南アジアなど米を主食としている地方に多く、特有な症状として衝心脚気が起こることが知られている。すなわち、心悸亢進、呼吸困難、口渇、嘔吐、無尿、チアノーゼなどを起こし、一〜三日で死亡する。

ハワイにみられる「夢病」は黄色人種にみられ、フィリピンのバゴオン（バグゴという人もあるが、現地に長い間居住していた食物学研究者である相模女子大学講師吉田よし子先生にお聞きしたところ、現地での一般的な呼び方はバゴオンかバゴオーンであるというので、ここでは一応タガログ語のままの発音にしておいた）も、やはり黄色人種に発生する。これらとポックリ病は少なからず脚気と一致する点がある。

またこれと関連して、カビの代謝産物の中で人間や温血動物に障害を与えるものに、マイコトキシンという物質がある。カビを利用した食品をとる高温多湿な地域の人々の急死について、さらに疫学的な研究が必要であるという見解である。

しかしこうした心臓・脚気説では、なぜ犠牲者が男性に限られているのか、なぜ睡眠中に発生するのかについての説明が不十分となる。

次に夢魔説であるが、夢魔による急死の発生は現代医学ではなお想像の世界に属する。とはいえ、犠牲者の最後の絶叫はそうした恐怖の存在を信じるに十分な現象となるだけでなく、いわゆるミアミス突然死の経験者によって、夢魔に襲われた事実の告白もある。あながちそうした事柄を無視してしまうのも偏狭な態度になろう。人間の世界には、まだ判っていない現象が多い。

夢魔を直接的な死因とするのは無理としても、少なくとも心臓死の引き金的作用として考えることはできそうである。

中毒説については、ノラスコ博士の実験には敬意を表すが、食品中の中毒物質がどうして男女の区別をするのかなど、まだ理論的根拠が乏しい。

急性膵臓炎説、その他の説についても決定的要因となることは難しいようである。

現段階で強いてバゴオンの死因を残そうとすれば、急性心臓死とその引き金としての夢魔ということになる。

6　夢魔の正体

このあたりで夢魔（悪夢）の正体に接近しなければならない。

昔から寝ているひとを窒息させるという怪物、または悪霊のことを夢魔という。英語ではナイトメア（Nightmare）で、悪夢および夢魔のどちらにも用いる。

悪夢と突然無呼吸発作の関連については既に述べた。ここでは更に奥深い夢の世界を覗いて、寝ている人が夢魔にどのように襲われるのかを知りたいのである。なぜならば突然死の謎を解く大事な鍵となっているからである。

我々がみている夢にはそれぞれの意味がある。覚醒している自分の意識にはないが、表に現れない心の部分が固着して隠されたものが湧き出してくるのである。そして夢の多くは、社会が認めない願望の表現である。

これはフロイトの夢についての考え方を示したものである。

ジークムント・フロイト（Sigmund Freud 一八五六〜一九三九）は、夢についての多くの症例を研究し、落ちる夢、空を飛ぶ夢、火事や水の夢は、社会が認めない願望を表わそうとするものであると考えた。そして、夢以外の方法では取り出すことができない記憶のあることを確信した。

また、覚醒時に経験した恐怖の出来事を、夢の中で再びその状態に戻すような性質がある外傷性神経症患者の存在に注目した。

フロイトのこうした夢の研究は『夢判断』（Die Traumdeutung）という本にまとめられて、その後の夢の解釈に大いに役立てられた。

フロイトの活躍した時代からしばらくの月日が過ぎ、ニューヨーク・シナイ山病院精神科睡眠研究所のチャールス・フィッシャー博士他三名の研究者らは、一九六九年七月に「夢魔（悪夢）の精神生理学的研究」と題した論文を提出している。

以下はこの文章と連関する部分を適宜抜粋して紹介したものである。

彼等の研究はまず夢魔体験者に対するインタビューから始まった。研究対象としては、ローカル新聞の紹介コラムの広告を通じ、夢魔体験者を勧誘して集めた。

これに対して約二〇〇件の電話申込者があり、電話応答が行われた。最初の精神医学的インタビューの後、頻回の夢魔体験者三十八名を調査のため選定した。

三十八名の実験対象について、全体として百六十二夜のあいだ研究が行われた。全例について全夜連続してEEG（脳波計）、EOG（眼電計）の測定、およびテープ記録を実施した。また、半夜については心拍と呼吸を記録した。

実験方法として、研究対象が不安と連携した自然覚醒の起きるまで、眠りが穏やかなように手配した。

実験対象の睡眠状態外見、口に出した言葉などすべては睡眠カルテに注意深く念入りに記録した。

こうして七名の対象から五〇の夢魔を観察することができた。三十六歳の対象からは三夜以上連続した多発夢魔を観察することもあった。他の七名の対象からは自然覚醒と連携した二十

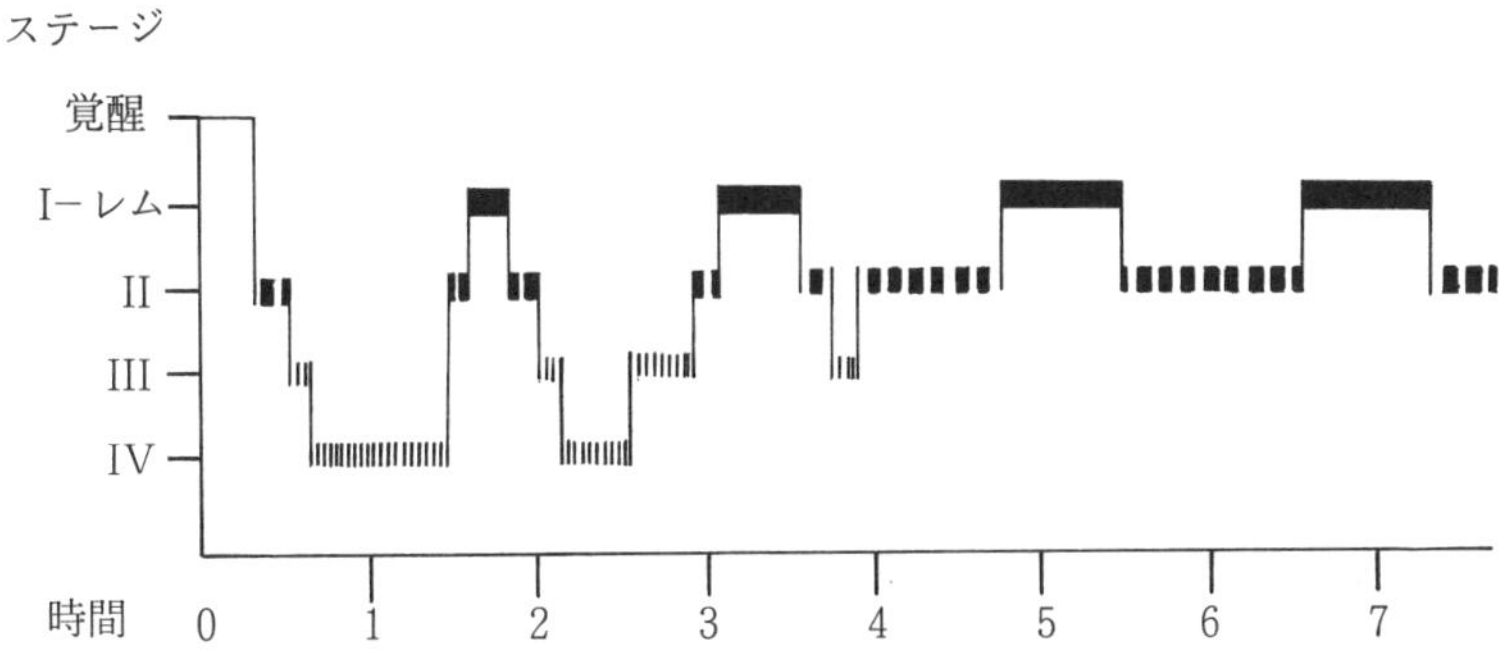

ステージI−レム（25%）－不安な夢→夢魔
ステージII（50%）　　　－覚醒反応
　　　　　　　　　　　　　軽く穏やかな不安へ
ステージIII-IV（25%）－夜の恐怖（夜恐症）
　　　　　　　　　　　　　外傷性神経症夢魔

図22　睡眠期関連における夢魔の型態
Fisher et al：“Psychophysiological study of nightmares”, 749, 1969

二回のレム（REM）期の不安な夢を観察した。三名の対象からは七回の第二深度（後述）からの不安を伴う自然覚醒反応があった。

これらの観察から、若年者における睡眠の性質とその深度とは、図22のように模式的に示すことができる。図22について少し説明しておきたい。

黒い棒線は第I深度レム期（Rapid eye movement REM）あるいは夢期と呼ばれ、ほぼ九〇分毎に繰り返し、全睡眠の約二五％を構成する。レム期を通じ心拍数と呼吸数にかなりの生理的活性と変動がある。例えば数が増加したり幅が高くなる変化である。

第Ⅲ深度期と第Ⅳ深度期（細かい垂

直の棒）は、全夜を通じて最初の僅かな時間に存在し、夢の無い睡眠の最深層段階を呈する。全睡眠の二五％を構成し、疲労からの生理的回復の機能に貢献する。これらの時期のＥＥＧはゆったりした特徴があり、徐波あるいはデルタ波と呼ばれている。心拍と呼吸数は正常か、やや低調で、より安定し、レム期よりも変化が少ない。

第Ⅱ深度期（厚い垂直な棒）は、全睡眠時間の約五〇％を占める夜の残りの睡眠を形成する。約八〇～九〇％の覚醒者からの睡眠記録の再生に加えてレム期から集めた精神活動においては、一般に夢の中にあることは少なく、さらに次の段階の無夢睡眠への進行が示された。

この調査では、夢魔に冒される重症度基準の設定を、心拍の増加段階、発声の強さ、そして調査対象の主観的判断（対象は一プラスから四プラスまでの不安段階を評価する）などよって行っている。

フィッシャー博士らは、睡眠の全期にわたり夜間の何時にでも発生する不安と、それに関連した精神的内容の記録を持つ自然覚醒者には注意すべきであると強調している。

これらの調査から対象覚醒者を三つの型に分類している。

①　最も重症度が強く観察された第Ⅳ期覚醒反応夢魔

それは、小児あるいは成人の夜恐症（Pavor nocturnus）を含んでいる。また、生涯続く子供時代の外傷性固定に関連して、成人生活において発症する神経外傷性の夢魔も包含する。

② **全強度段階のレム不安夢**

対象によっては頻回に夢魔の如く性格づけることができる。

③ **全第Ⅳ期に関係づけられる第Ⅱ期覚醒者**

この場合、不安の深く係わった段階は少ない。

その次に、第Ⅳ期覚醒反応夢魔の例が紹介されている。

Rという男性対象者について、最重症度夢魔の発生前後の心拍数、呼吸数、眼球運動、脳波などを計測記録したものが**図23**である。

この**図23**についても著者の説明が付されている。

図の最上段および次の波形は眼球運動を示したもので、対象R氏の重症度のつよい第Ⅳ期夢魔に襲われている前後を表している。

脳波は、その次に位置する中段の波形であり、ついで心拍数の記録、そして最下段に呼吸数の記録を示している。

第Ⅳ期の大きなデルタ波にも注意したい。また、覚醒に従って眼球運動を起こしていることが波形に表れている。

夢魔に襲われた当初には息が止まる。そして、それと関連した呼吸リズムの乱れが後に続く。

夢魔発生前の呼吸数、心拍数は正常であり、発生後の心拍数は一分間百五十と著明に増加する。呼吸数も母を呼ぶ絶叫に続いて増加する。

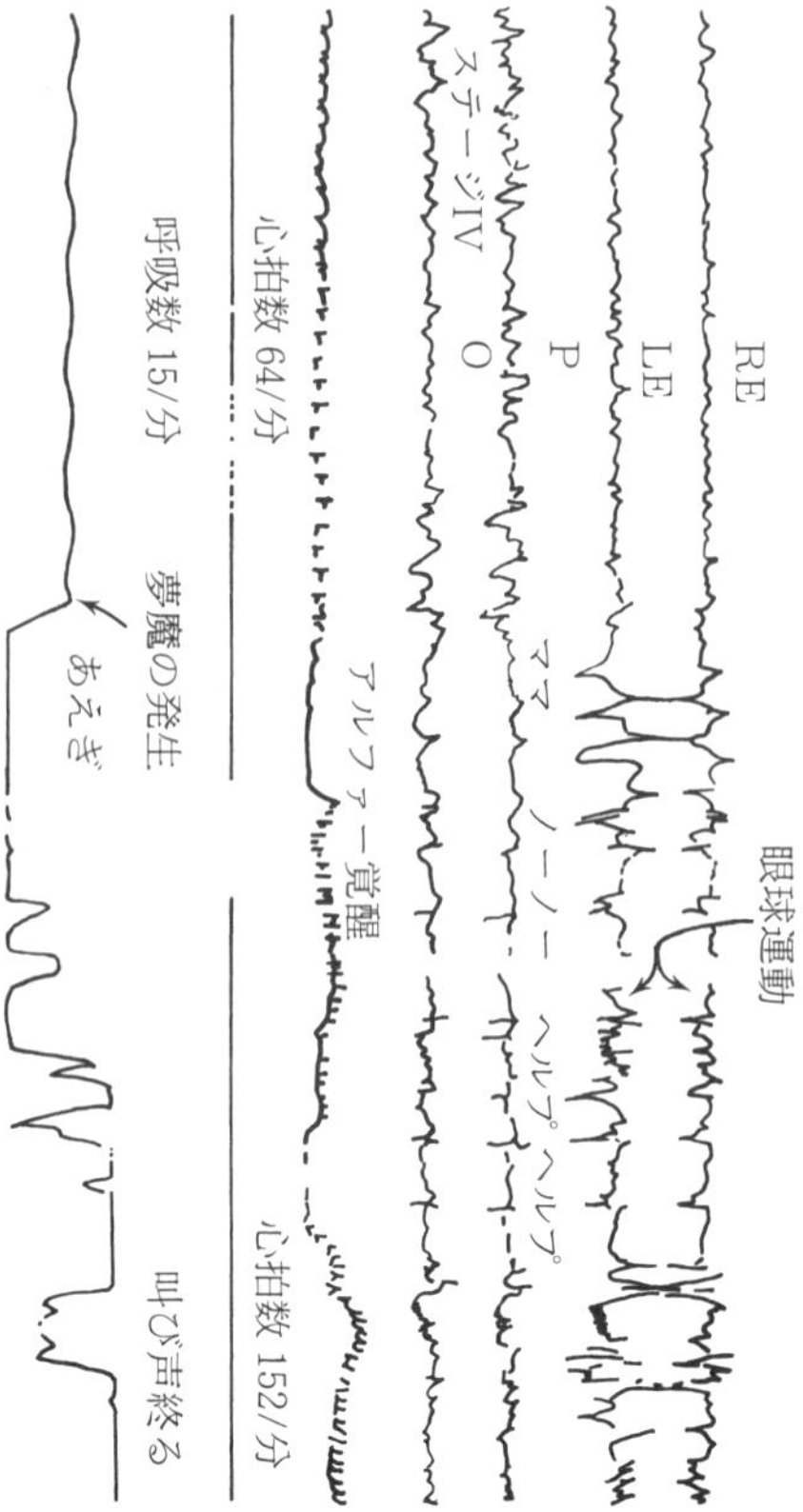

図23　対象Rにおける第IV期重症夢魔の記録
Fisher et al："Psychophysiological study of nightmares", 749, 1969

さて、表現が精神医学的考察にもとずいているので難解な部分が多々あるが、フィッシャー博士らの調査成績を部分的にまとめてみると概略次のようになる。

① 近代生理学的方法による睡眠の調査では、睡眠全期を通じて不安を引き起こす覚醒が

あることが判った。

②　小児および成人の夢魔の最重症型（夜恐症）は、夢のない最深睡眠期、第Ⅳ期に発生する。重症な外傷神経症後の夢魔は明らかにこの型である。

③　第Ⅳ期睡眠が開始されているとはいっても、この重症夢魔の型は「覚醒障害」（ブロートン）のある一場面に一致する。

④　第Ⅳ期夢魔の原因はなお不明瞭である。しかし、夢魔の起因については精神外傷の重症度、精神病理の程度並びに器質的要因などのかかわりについて、すべて以前の調査が必要である。

⑤　自我退行の増加を伴った発症の状態は、夜の早い時間においての第Ⅳ期睡眠が漸進的に深まって行くことによって引き起こされる（フロイトは、人間の心の中に原始的願望－野蛮な本能－であるイドと、原始的願望をコントロールまたは操作する概念－文明化された概念－であるエゴ「自我」との闘争が進行していると考えた）。

⑥　以前と現在についての第Ⅳ期睡眠の持続時間および性質と、夢魔の重症性との間には著しい関係がある

⑦　最深睡眠と、夢魔の突然発症以前の僅かな時間続く進行性自我退行とは、以前の小児期における逆進性の反応性外傷性固定、または最近の原因である外傷性経験に関連した抑制不安の激発に伝導されている。

⑧ 第Ⅳ期夢魔は、最大の不安を供給するのではなく、どちらかといえば自我の重大な衰退を告げるのである。

チャールス・フィッシャー博士らの研究成果とそれにもとずく検討は全体的にこのように専門的考察に満ちているが、その一部を紹介した。

そこで、この文中に示されている夢魔の解釈を参考にして、少々考えを進めてみたい。

フィッシャー博士らの調査によれば、重症の夢魔に襲われるのは、入睡後の一、二時間を経過した眠りの最も深い第Ⅳ期に入った時期であるということが明らかになった。

この時期にはフロイトのいう心の中の願望操作であるエゴ「自我」が減衰し、相対的に原始的な願望であるイドが強勢されると考えられる。

恐らくその機会に過去においての神経的外傷が関与して夢魔が発生するという、いわば一種の睡眠病理的現象であるという見解である。

ここで振り返ってみると、ポックリ病・青壮年急死症候群、バゴオンなどにおいて発生する睡眠の早い時期における突然死はこの夢魔が出現する時期に一致し、さらにニアミス経験者の夢魔体験とも矛盾しない。

一方、図23におけるRという実験対象者は、夢魔に襲われた当初に息が止まっている。この直後にはママ、ママ、ノー、ノーなどと発声しているものの、夢魔発作と呼吸停止は前述した

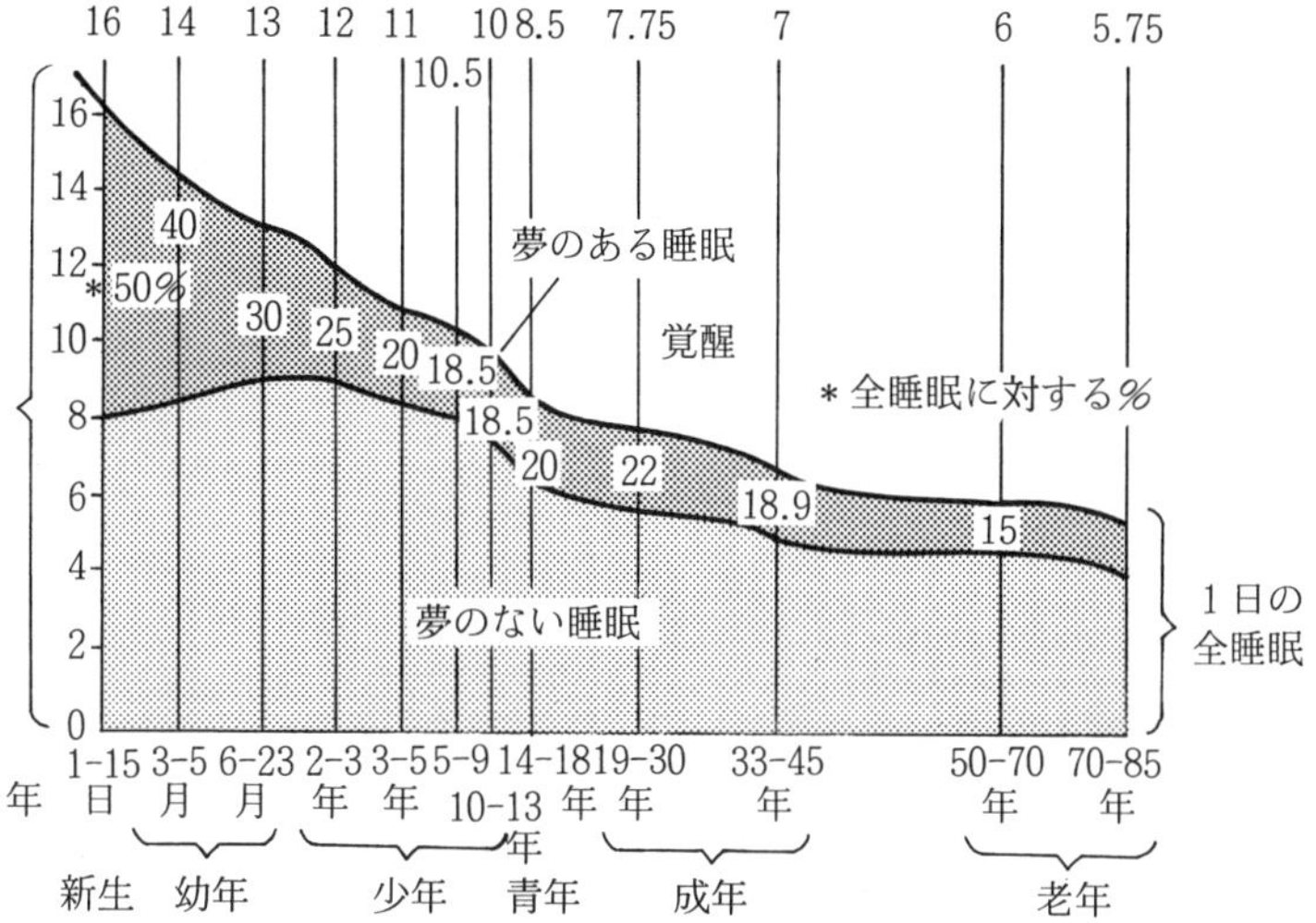

図24　ヒトの覚醒・睡眠像の年齢による変化

（ロフワーグら，1966年）

松本淳治：『眠りとはなにか』，講談社，ブルーバックスB-281：39，1988.

突然死への発端として考えられなくはない。

従って、その因って起こる源として、精神外傷あるいは精神病理状態については、重大な意味を持つものと考えられる。

一般に、夢のある睡眠は**図24**の如く若い世代に多い。そして精神外傷や精神病理状態の夢への影響についても、その度合いが若年者に強力なものと推考される。

全睡眠時間を通じた不安を伴う覚醒は誰にでも起こり得るものであり、軽症夢魔としても出現することはフィッシャー博士らが認めている。

しかし、ある種の覚醒障害の存在によって強調されたイドの本能的エネルギーは、ときに最重症夢魔の出現を導くものと考える。

要するに、幼児期における精神発育の異常または精神外傷や、成人における反復する精神的抑圧あるいはストレスなど、日常生活での精神病理体験が夢魔の正体であるといってもよいのではないだろうか。

日本においては、第二次世界大戦末期の空襲経験などの怯えと死の恐怖とが、当時の幼児・児童など若年者に対して大きな精神外傷を与えたことは間違いない。そして戦後の昭和二十七（一九五二）年頃からポックリ病青壮年急死症候群と称される突然死が多くなった。

フィリピンにおいてもハワイに移住して苦労した人々にバゴオンが発生している。また、東南アジア難民が移住地において発症する突然死についても同じように、それぞれ外傷性神経症に通じるようなストレス状態がなかったとはいえない。

このような事実に当面するときに、突然死を考える上において犠牲者の精神病理的バックグランドを無視できないことがはっきり認識できたわけである。

7　アジア難民の突然死

日本人青壮年のポックリ病、フィリピン人の若者のバゴオンだけではなく、東南アジア諸国でも原因不明の突然死が発生している。そしてこれらの発生についての多くは過剰ストレスと関連があるように思える。

アメリカの厚生省にCDC（Centers disease contorol）というセクションがある。国際的な医療情報の提供機関であるが罹病率と死亡率の週報MMWR（Morbidity and mortality weekly report）を発行している。

一九八一年一二月四日のリポートは、No.五八一で「東南アジア難民の予期されない夜間の突然死」について報告した。

このリポートによると、CDCは一九八一年二月以降、医学検査官または検死官によって調査された東南アジア難民の間に発生した突然死三八例の通知を受けている。

そして、これら突然死難民の全てが男性であり、全例が睡眠中に死亡していることがわかった。

死亡者の国籍は、三十三名がラオス難民であり、四名はベトナム難民、一名はカンプチャー（カンボジヤ）難民であった。

ところで、一九八〇年のアメリカにおいて、ラオス人の突然死率は二十五歳〜四十四歳で十万人当たりに換算して八十七名である。

CDCは、医学検査官と検死官リポートからの追加案内によると、死亡者三十四名の家族についてインタビューを行った。その結果、そのうちの二十九名の死亡者には目撃者がいて、午後九時三十分から午前七時までの間に突然死が発生していることがわかった。

死亡の状況は、二十八名が睡眠中で、他の一名はちょうど眠りに落ちたところであった。また、全員が健康状態でベッドに向かうまではいずれも何等の訴えはなく、明らかな異常症候もみられなかった。

目撃者は、異常な呼吸音か、または唐突なうめき声で目覚めた。そして本人を起こしても、既に全く応答はなかった。このときの最終的な呼吸は深く不自然で不規則であったと形容されている。しかし、ぜいぜいしたいわゆる喘鳴はないという。ある目撃者は、ごろごろとのどを鳴らす音と泡立つ喀痰を観察している。

数人の瀕死人については、この発症を通して強直性にからだ全体が硬くなったという観察もある。七名は尿と便を失禁している。

ただし、目撃者は痛みや恐怖の夢については記述していない。なぜならは犠牲者が数分のうちに生命現象を失っているからである。

パラメディカル（医療補助者）の人が、たまたま二名について心電図検査を行っていて、心室細動（心臓の心室が不規則に大小異様な収縮を繰り返している状態）が記録されている。

犠牲者家族についてのインタビューでは死亡の二十四時間前において、彼等は通常でない病気、特別な活動、異常な精神的経験などはなく、また行動として変わった食品あるいは薬学的活性物質の購入もしていなかった。恐らくそうした非日常的な物質は関与していないであろう。

犠牲者には明らかな睡眠無呼吸症候の臨床症状はみられず、肥満、いびき、瀕回の目覚めまたは過剰催眠もない。

死体解剖と通常中毒選別試験の結果では、死因として検証すべきものは何も認められなかった。

三名については、冠動脈狭窄基部に冠動脈硬化が発見されたが、急性冠動脈閉塞または心筋梗塞の証拠は見出せなかった。

目撃者は、これらの突然死の際に発する最後のうめき声を、恐怖の夢の結果から起こるサインであるとの一般的見解を支持している。

従って、初期に発生した数例の難民突然死がこうした状態で記録された結果、その原因が夢魔によるものであるとの予見を世間に与えてしまったわけである。

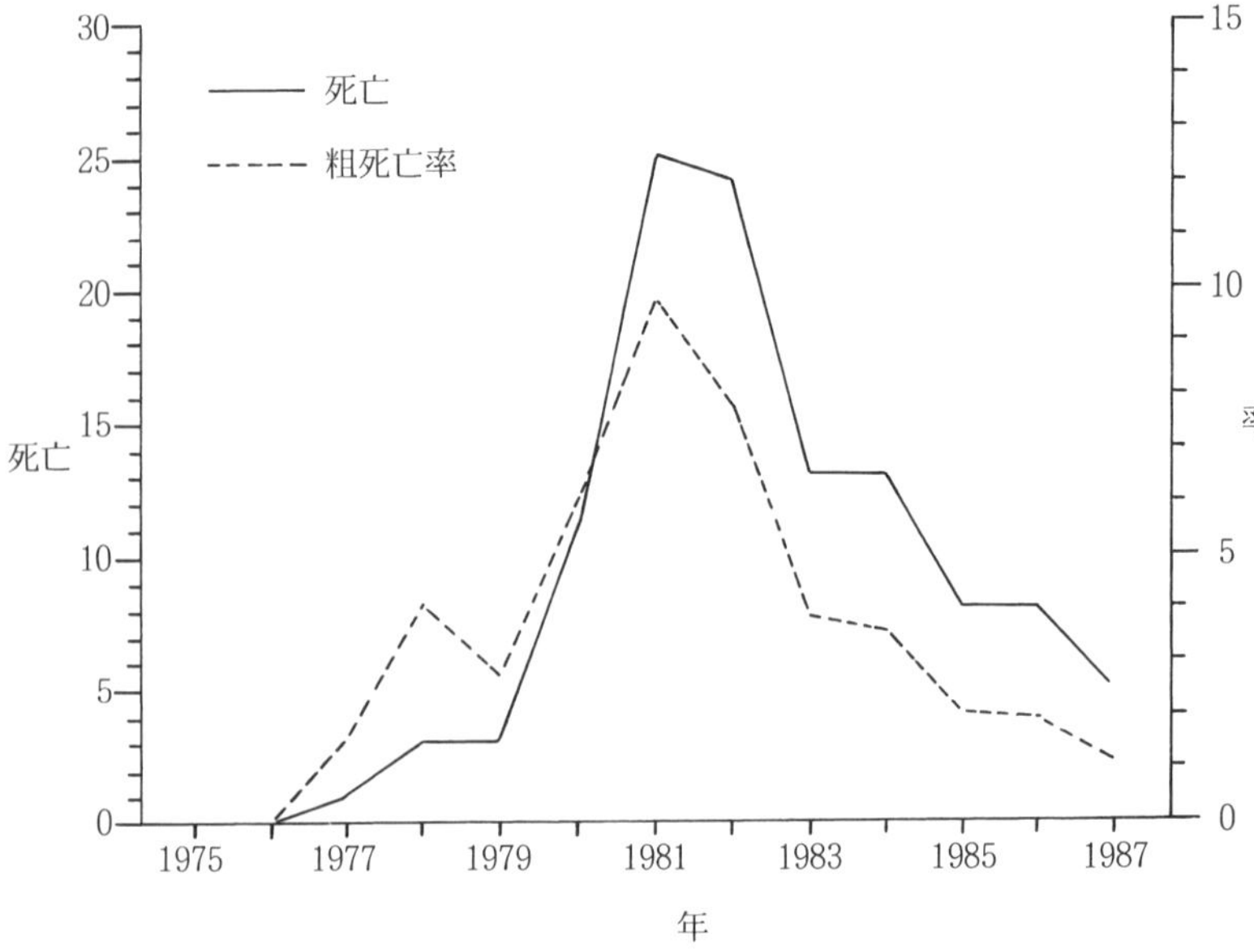

図25　東南アジア男性難民対10万人粗死亡率並びに突然死症候例

（アメリカ　1975－1987）

JAMA, Oct 14, 1988－Vol 260, No. 14　　Leads From the MMWR 2033

しかし、アメリカにおける目撃者への注意深い質問によって、犠牲者の最後の叫び声は、しばしば心臓停止に伴ったものであることが明示されたのである。

一九八八年、MMWR第三十七号では、次のような事項が報告されている。

アメリカにおいては、東南アジア難民の入国者数が合計して最高時八十五万人にも達している。しかし、新入国者数は一九八〇年度の十五万一千人をピークとして減少し、一九八七年度はわずか三万六千人であった。

CDCは、この難民中に発生した突然死例の通知を受けているが、その発生数は次第に減少している。**図25**は各年度において東南アジア難民のうち発生した突然死症候群死亡数と、対十万人当たりの粗死亡率を示したものである。この**図**からも突然死の発生数が明らかに減少していることがわかる。

この減少が、最近の東南アジア難民の到来減少に関連していることは間違いないが、突然死の発生がアメリカ到着後の二年間に多発していることには注目しなければならない。

突然死発生原因についての研究では、心臓刺激伝導システムの構造的異常が推定されている。しかし、それと深い関連において犠牲者が母国から避難せざるを得ない事情によって与えられた重度のストレスの存在を考えなければならない。少なくとも突然死のリスクファクターとして彼等が経験したストレスを除外することはできない。

8　ブルガダ症候群

(1)　ある旅行者のエピソード（心臓の危機）

ヨーロッパのある国の主要都市から列車で北へ約3時間（約二百キロ）程進むと、海を目の前にした国境沿いの街に着く。日本人で五十五歳の男性A氏は、旧東ドイツ時代に当地に建設されていた某工場を視察するために会社から派遣され、一九九九年十一月某日ようやくその駅頭に降り立った。ちょうど昼頃であったが、気温は日本の北海道北端より寒く、摂氏二度であった。小型バスによる現地係員の案内で、街中や埠頭を一回りしてホテルにチェックインしたときには、疲労困憊の状態となっていたが、A氏はこの数日間のハードスケジュールをこなし、ようやく今回の出張業務が最終目標達成に近づいていたのである。

翌朝からの仕事を前にして夕刻までホテルで休養し、また、早々と就寝したのだが、早朝の午前三時頃から急激な腹痛と激しい下痢に襲われ、朝までトイレに往復した。しかし、スケジュールの都合もあってこのままホテルで休養しているわけにもいかず、朝食は抜いて九時発のバスに乗車したが、乗車数分後気分が悪くなり嘔吐した。直ちにバスを降りホテルに引き返して休んでみたが、次第に発熱し意識が朦朧としてきた。

ホテルからの通報で街の救急車が呼ばれた。救急隊員が容態をみるとかなりの重症のようであり、脈拍もはっきり触れない。隊員は心臓疾患（心筋梗塞）の疑いが濃厚であるとの判断から、できるだけ近くの上位救急病院（大学付属病院）に連絡し酸素吸入等の救急措置を行いながら搬送した。

A氏を受け入れた大学付属病院では、各種の救急検査を行った結果、至急心臓の手術を要するということになり、A氏に手術の同意書のサインを求めた。意識も朦朧としている中で、もしこのまま手術をしないと命は保証できないと言われサインをした。

手術は、右足の付け根を電気メスで穴を開けることから始まり、ワイヤーのようなものを挿入して心臓に到達させた。急に心臓の付近が暖かくなり、その後一時間くらいかかって手術が終了したようであった。病室に戻るときには眠ってしまっていたのでその後のことはよく覚えていない。

病室は緊急患者用の六人部屋で、他に三人の患者がいたが、言葉がよく通じない世界に突然入り込んでしまい、大変心細い思いであった。しかし、夕方になって病院側の手配で日本語の話せる女性が来てくれたので、診療側とのコミュニケーションがとれるようになって一安心であった。その女性を通じて判明したことは、今回の病気の原因が、その数日前の行程で立ち寄ったヨーロッパの某市で食べた生牡蠣が引き金となり、ウイルスが消化器から心臓の筋肉に入り発病したとのことであった。

翌日は体温もやや下降したが、食欲は全くなく点滴治療が続けられた。次の日になってようやく体温が三十六度に戻った。この日の主治医B医師の回診で、明日体調が良好ならば退院も可能であるとのことであった。これで日本に帰ることができるぞと思うとようやく元気が出て来た。

退院予定の当日は、午前中からからだを慣らすため病院の付近を散歩する許可が出て、昼には美しい海の見える港へも足を運んだ。午後三時頃病室で帰り支度をしていると、主治医のB医師が大変深刻な表情で入ってきた。そして日本語の通訳女子を入れて、検査の中でひとつの重大な疑問点が出てきているとの前置きの下に、

「今までに意識不明となった経験はありませんか」という質問をした。

A氏はいまさらなんのことかと不審に思ったが、

「いいえありません。でも、何でしょうか」と尋ねると、B医師は、医学には素人のA氏ではあるが、英文医学雑誌のあるページの論文を見せながら、A氏の心電図波形がこの症例とよく似ていて問題があるという。そして、

「この種類の心電図波形は非常に稀であるが、心臓機能が正常に働かず突然意識不明となり、

多くの場合突然死が起こる危険性が高い。この不整脈は、日本、韓国他東アジアの若い人に多く発生し、稀に欧米人でも起こる。また、世界中で発生例は未だ六十三例と極めて少なく、この波形の持ち主の多くはそのままの経過では二十代から三十代で死亡することが報告されている。現段階での過去の最長生存例は五十三歳であるから、君はすでに世界最長生存記録保持者となっていることになるのでこの波形保持者であることの再確認を引き続き行い、われわれとしてはその結果とるべき措置を施さなければならない。」と説明した。

「では、まだ退院ができないわけですか」と問い直すと

「現状では主治医として退院や帰国など許可できません」と強い調子で言った。

A氏にとってこの話は全く寝耳に水なわけで、にわかに信じろと言われても戸惑うばかりであった。

しかし、言葉もよく通じない異国ではあるが、医師の指示に従わなければ命の保証ができない、そして時間的な余裕もないと言われてしまえばもうお手上げの状態であった。観念して再検査を受けるしか道はない。

翌日から再び検査が始まった。今度は左足の付け根から線状のものを二本挿入し、心臓にまで徐々に進めた。やがて目の奥が痛みを感じるとともに頭がぼーとしたりしていたが、突然胸が締め付けられるようになり意識が無くなった。術後の説明では、心臓の動きを司る部

位に種種の刺激を与え、心筋の動きを三秒間停止させたらしい。その時大声を発生したらしいが全く自覚はなかった。

意識朦朧状態が二時間ほどあった後で、主治医のB医師がきて結果説明をした。

「あなたの検査結果は、やはり例の不整波形です。われわれとしては延命手段として心臓にペースメーカー装置を埋め込むことが必要と考えています。」といい、そのための手術には、埋め込み器械の選定と準備があり、また、オペ後の観察期間等で最短十ないし十四日の追加入院を要するとのことであった。

A氏は予期しない深刻な現実に直面し、途方にくれる思いであったが、とにかく日本に何とかして連絡をとり、専門家にアドバイスをしてもらうことが先決であると思った。

(2) ブルガダシンドローム

平成十一年十一月某日、午後九時三十分、TV番組がちょうどドラマ映画のプロローグを盛り上げているところである。電話が入ったのでしぶしぶ出てみると、三十年来の付き合いがある知人の奥様であった。電話は、

「実は、友人のご主人がいま外国に出張中で大変なことになっているらしいんです。なんだか難しい名前の病気で、至急心臓の手術が必要だといわれているんだそうです。ご主人から

その病気のことを日本のドクターに聞いてみてほしいと国際電話があって友人から突然頼まれたのですが、夜分に誠に申し訳ありませんが先生にお電話したわけです。」というものであった。

「それで病気の名前は何と言いましたか。」

「ブルガーノシンドロームという名前の病気だそうです。」

「ブルガーノシンドローム、いまちょっとわかりません。しかし、心臓関係の病気ということですから調べてみればわかるでしょう。」

「じゃあよろしくお願いします。なにしろヨーロッパの中でも大変辺鄙なところらしいんです。友人としてはできれば日本につれて帰りたいといっているものですから。」

「先方に電話で聞いてみるのが一番手っ取り早いと思うんですが、言葉の問題がありますからね。でも、何とか努力してみましょう。」

「有難うございます。友人もきっと喜ぶでしょう。よろしくお願いいたします。」

と言う会話があって、翌日、宮崎県の日南市で開業している大学の同級生Y君に電話した。Y君は永らくドイツに留学していてしかもドイツ人と結婚している。無論言葉には問題ない。そこで、昨夜の電話の件を話したところ、

「わかった、だが電話連絡よりファックスがいいだろう。時間的な問題もあるし、相手にしても何処の誰だかわからない人間に患者の情報を話すわけがない。至急先方病院のファック

ス番号を調べてもらってくれ。」と、相手との交渉を引き受けてくれた。それから友人の奥様との電話のやり取りがあって、Y君が先方病院主治医へファックスすることができ、A氏婦人の要望は先方に伝えることができた。

私の勤務する病院の医局で、二三の先生にこの話をしてみた。しかし、ブルガーノシンドロームなんて聞いたことがないということであった。でも、話の内容では心臓にペースメーカーを入れるのだから、何らかの心臓刺激伝導障害であることは間違いないとの意見は一致した。ウイルス感染症と心臓刺激伝導障害というところに何らかの手がかりがあるかもしれないという意見もあった。結論的にはそのうち専門家に聞いてみようということになった。

突然死関連文献を探してみると、ブルガダシンドローム（Brugada syndrom）という症候群が存在していた。このオリジナル文献は、多分兄弟と思えるJosep BrugadaとPedro Brugada両博士が一九九一年にＰＡＣＥに報告したものであり、それは「ある明確な臨床的心電図上の症候群：正常ＱＴ間隔と永続性ＳＴ上昇を伴う右脚ブロックと心臓性突然死」という論文である。また、翌年の一九九二年にＪＡＣＣに掲載された「永続性ＳＴ上昇を伴う右脚ブロックと心臓性突然死：明確な臨床的心電図上の症候群」と題した論文である。

このブルガダという人の名前は、ブルガーダと呼ぶのかブルガダなのかはっきりしないが、日本文献では誤り読みを避けて原文のままBrugadaと記していることが多い。本当の呼び名はわからないが一応ローマ字読みでブルガダとしておく。A氏または夫人がブルガーノシンドロームと聞いたのも無理のないことで、外国人の名前を正確に聴き取ることは難しい。

実はこの論文の内容は、後で本書の表題『突然死はなぜ起こる』の真相に迫るべき重要な鍵を宿していることがわかった。

次の日の午後十時ごろ知人の奥様から再び電話があり
「実はその後、先方から連絡がありまして、日本のドクターからのファックスは確かに届きましたとのことです。しかし、帰国後の治療を受け入れてくださる医療機関のドクターでない場合は、患者さんの病状についてお話できないことになっているとのことでした。そこで、お世話になりながら恐縮ですが、別のつてを辿りましてK大学病院に入院までの一切をお願いすることとなりました。今回は大変お騒がせ致しました。仲介された先生にくれぐれもよろしくお伝えください。」

という結末でこの一件は落着となった次第である。

(3)　突然死とブルガダ症候群

ブルガダ症候群の特徴

近年、「突然死の謎」の解明に一つの重要な事実が新たに加わった。それは〝ブルガダ症候群〟と呼ばれている特殊な心電図所見を持つ人のことである。

一九九二年、J・ブルガダおよびP・ブルガダ両博士は、それまでは心臓に明らかな構造上の疾病が認められなかった患者の中で、心電図上のある特殊な波形を有する八症例において心臓性突然死が発症したことを発見した。両博士が発見した心電図上の特殊な波形とは、今まではあまり問題にされていなかった「右脚ブロック」という波形上の変化に加えて、胸部誘導の一部に「ST上昇」という僅かな波形変化が組み合わさったものである。この特殊な所見は現在では〝ブルガダ症候群〟と呼ばれている。なおこの症候群の基礎となっている心電図の「右脚ブロック」という所見は、通常の一般健康診断範囲で数多くの健診者にも発見されている特別珍しいものではなく、現在特に治療の対象にもなっていない。

両博士は更に、一九九六年十一月、この特殊な心電図波形と心臓性突然死との関連について、四十七症例における病状説明を追加発表している。この論文によると、このうち三十二症例は、幸いにも心肺蘇生術によって失神と突然死から生還し、投薬または埋め込み型除細動器の治療を受けた。しかしこの後、薬物療法を行っていた十一例中の三例は、フォローアップを続けているうちに突然亡くなっている。

この四十七症例中十五例は、初診時には何の所見も診られていない。そしてこの場合の心電図検査は、十例が一般定期健康診断において、五例が家族スクリーニング検査で行われている。他の三十二例は、体外電気除細動器による心肺蘇生術により命をとりとめた、急速な多形性心室性頻脈による失神および突然死を発症している。それにもかかわらず、これらの症例には、いずれも過去において狭心症、胸痛、または呼吸困難などの既往はなかった。臨床検査および検査室検査結果では全員が正常範囲の所見であり、また、発症時の心電図検査時点ではいかなる薬物も服用していなかったという。

両博士の論文では、この特殊な心電図所見と心臓性突然死の発症について、結論的な現象解明は記されてはいない。しかし、致死的不整脈である特発性心室細動（突然死前症候）を発症した患者と、特徴的な体表心電図上の再分極の出現にはある特別な細胞の存在が示唆されている。この細胞は一九九一年にサージ・シコーリおよびチャーレス・アンツェレビッチ（Serge Sicouri, Charles Anzelevitch）らによって公表されていて、心外膜下層に存在すると考えられているユニークな電気生理学的特性を有する「M細胞」と呼ばれる不思議な細胞である。突然死を追求していく過程では、両博士が「M細胞」のもつ異常な極性作用をブルガダ症候群の現象と関連付けているところに注目してみなければならない。この「M細胞」については、未だイヌの心外膜下層における研究の段階ではあるが、突然死の謎を解く一部の鍵が秘められているような気がする。

「M細胞」の超常伝導と不整脈の引き金行動

心臓の外膜下層に存在すると考えられ「M細胞」と命名されているこの細胞層は、その活動電位の持続時間依存率において、プルキンエ繊維と呼ばれている心房と心室を伝導するための心内膜下に形成された神経線維束と類似した電気生理学的活動性を持っている。そして「M細胞」は、恐らく心外膜における刺激伝導を容易にし、心電図上のJ波、T波、U波そしてQT間隔延長などの図形表現を仲介し、更に、不整脈惹起源および伝導異常発生起源に対して重要な引き金的寄与を行っているものと考えられている。

特発性心室細動（突然死前症候）と自律神経

一九九八年一月、徳島大学医学部第二内科の野村博士らは、自律神経障害に連合したブルガダ症候群の症例を発表した。この症例は、数年以前より心電図検査において「不完全右脚ブロック」の存在を発見されていた四十四歳の男性である。一九九五年六月の夜二十時頃、テレビを見ていたところ突然意識を失った。その時は数分後に意識を回復したが、二十二時頃再び意識を失って病院に搬送された。しかし、入院時にはまた意識は完全に戻っていた。患者は、身長一七四cm、体重七十kg、栄養状態正常、脈拍五十五／分、血圧一一六／六六、臨床所見は正常で神経学的検査でも何ら異常は認められなかった。血液学的、生化学的検査でも特に異常所見はなく、血液クレアチニンキナーゼ値の上昇もなかった。胸部レントゲン所見は正常で、心胸比は四十一％である。心電図所見については正常洞調律であるが不完全右脚ブロックであり、これに加えて、特に胸部誘導のV_1〜V_3までのST部分が上昇していた（ブルガダ症候群）。また、体表心電図の心室活動時間図では心室興奮は上前胸部と中央部の間が遅延していた。

ホルター心電計での二十四時間心臓検査では、僅かに七個の心房性早期収縮が認められたのみで心室性不整脈はみられなかった。トレッドミル運動負荷テストでも心室細動は誘発されず、また、心臓カテーテル法による検査では左右の冠状動脈異常はなく、電気生理学的検査中での心室細動は誘発されていない。ところが、患者の股静脈から電極カテーテルを抜き出した直後に心室細動が発生した。患者は直ちに電気的除細動措置により洞リズムに回復した。このケースは、心臓に明白な器質的障害の診られない成人で、心電図所見上「右胸部誘導のST部分上昇を伴う右脚ブロック」（ブルガダ症候群）を有する患者に、特発性心室細動の発生を証明したケースである。このようなケースは他にも存在するが、依然としてその発生原因は判っていない。

迷走神経（自律神経）が誘導した特発性心室細動

人間の中枢神経には延髄という後脳と脊髄を連結する重要な部分がある。ここには脳皮質と脊髄を繋ぐ神経路が通じているほかに、舌咽、迷走、舌下などの脳神経がここから起こる。また、それらの運動性、感覚性、自律性の神経核があり、呼吸、心機能、血液循環、消化、代謝、嚥下、嘔吐、咳、唾液分泌、涙分泌などの反射を司る中枢がある。

延髄後方に起源をもつ迷走神経は、頸静脈孔を通過し、頸部、胸部、および腹部まで広く分布する脳神経の第十対である。そして、運動、知覚、副交感神経繊維を含む混合神経であり、喉頭の筋肉群の運動、咽頭、喉頭の知覚、気管支、食道、心臓、胃腸などの運動・分泌などを支配している。

このように脳幹と脊髄に存在し、人間の意思とは無関係に血管、心臓、胃腸、子宮、膀胱、内分泌腺、汗腺、唾液腺、膵臓などを支配し、生体の植物機能を自動的に調節する神経は自律神経と呼ばれ、交感神経と副交感神経とがある。

カサヌキ、オオニシ、オオツカ他らは、一九九七年発行の医学雑誌『Circuration』に、「明確な心臓疾患のない患者において迷走神経活動に誘導された特発性心室細動」の症例を報告している。この特発的な心室細動では、エピソード発生直前に常にブルガダサインを思わせる心電図変化を表していた。また、心電図変化と心室細動は、迷走神経刺激（副交感神経緊張亢進）によって増悪され、交感神経刺激（交感神経緊張亢進）によって改善された。

カサヌキらによる自律神経関与の心室細動（迷走神経誘導性心室細動）の臨床報告は、生活行動中ではなく睡眠または休息中の失神や突然死の発生を肯定するものであり、心室細動発生には自律神経バランスの変化が関与していることを示唆し、夜間、早朝に多く起こる突然死の解明に重要な手がかりを与える。

J・ブルガダおよびP・ブルガダらの注目した「M細胞」は、前述のごとく体表心電図上においての再分極の発現について非常に重要な役割をもっていると考えられる。それは、端的に言えば「M細胞」が特別な再分極特性をもつということにある。そして、心電図解析上の現象では、しばしば第二段階再入と延長した再分極と呼ばれる局所電気的極性の発生、および、非常に危険な多形性心室性不整脈の発現において、自律神経の変調が一定の重要な役割を演じるものと想定される。

また、ノムラ、ナダ、エンドウ他は、一九九八年『Heart』のケースレポートで、心室細動を併発したブルガダ症候群の患者について特殊な薬学的検査を行った。その結果、患者の心臓についてスペクトル解析による心拍変動性の調査及びI123―MIBG心筋シンチグラフィー検査により、当該患者の心臓はその左室に分布する自律神経が局所的に変調していることを確信したと報告している。

ブルガダ症候群心電図波形と危険度

ブルガダ症候群は心電図形的には大まかに二つの形に分けられる。一つはコーブド型(coved type：岬または入江のような波形：タイプ1)と呼ばれる上向きに凸の波形、もう一つはサドルバック型(saddle―back type：馬の鞍のような波形：タイプ2および3)で下向きに凸の波形である。サドルバック型には鞍の窪み部分の高いもの（タイプ2という）と低いもの（タイプ3という）とがある。

チェンらは一九九八年『Natur』三九二―二九三―二〇六において、このような波形の違いがヒト心筋ナトリウムイオンチャンネルに関与する遺伝子（ＳＣＮ５Ａ）に異変がある可能性を発表した。しかし、その後の調査で同じブルガダ症候を示す症例でもコーブド型、サドルバック型の両方の波形を示したり、日差変動によって双方波形が移動する例などもあって本質的な相違については未だ確定されていない。また、コーブド型はサドルバック型に比べて心室細動発作の事故発生率が高いという報告もある。

ブルガダ症候群の発症はなぜか男性に多い。前記のポックリ病発症においても同様である。発症の性差について、ＪＭフィッシュらは『Basic science』七十五回記念誌において、ブルガダ症候群発生の性差について次のように推論している。男性における心臓右室の一過性外向き電流（transient outward current : Ito）の電流密度は、心外膜側が心内膜側よりも大きく、そこにナトリウムチャンネルの異常が加わってブルガダ症候群が発生する。女性においては右室Itoの心外膜、心内膜の差が少なく伝導障害のみが現れるのでブルガダ症候群となりにくいという意見である。但し、質疑応答の記述ではIto電流密度差についての分子生物学的な根拠については未だ議論の余地があるということである。

ブルガダ症候群の症例

著者が経験したこの十年間のドック健診においては、ブルガダ症候群の症例は十三例であった。これらの症例では男性が十二例で女性はわずかに一例である。また、コーブド型は二例で他の十一例はサドルバック型である。次に症例の一部について心電図波形を参考に挙げてみる。

[症例一]　A氏、五十九歳、男性、身長一六三cm、体重五十五kg、家族歴、既往歴に特記事項なし。健康診断における各項目検査結果は殆ど正常範囲である。安静時心電図波形は以下の如くで、三年間の追跡記録においてブルガダ症候群（コーブド型）の波形変化を示している。

［症例一］平成十年三月十一日

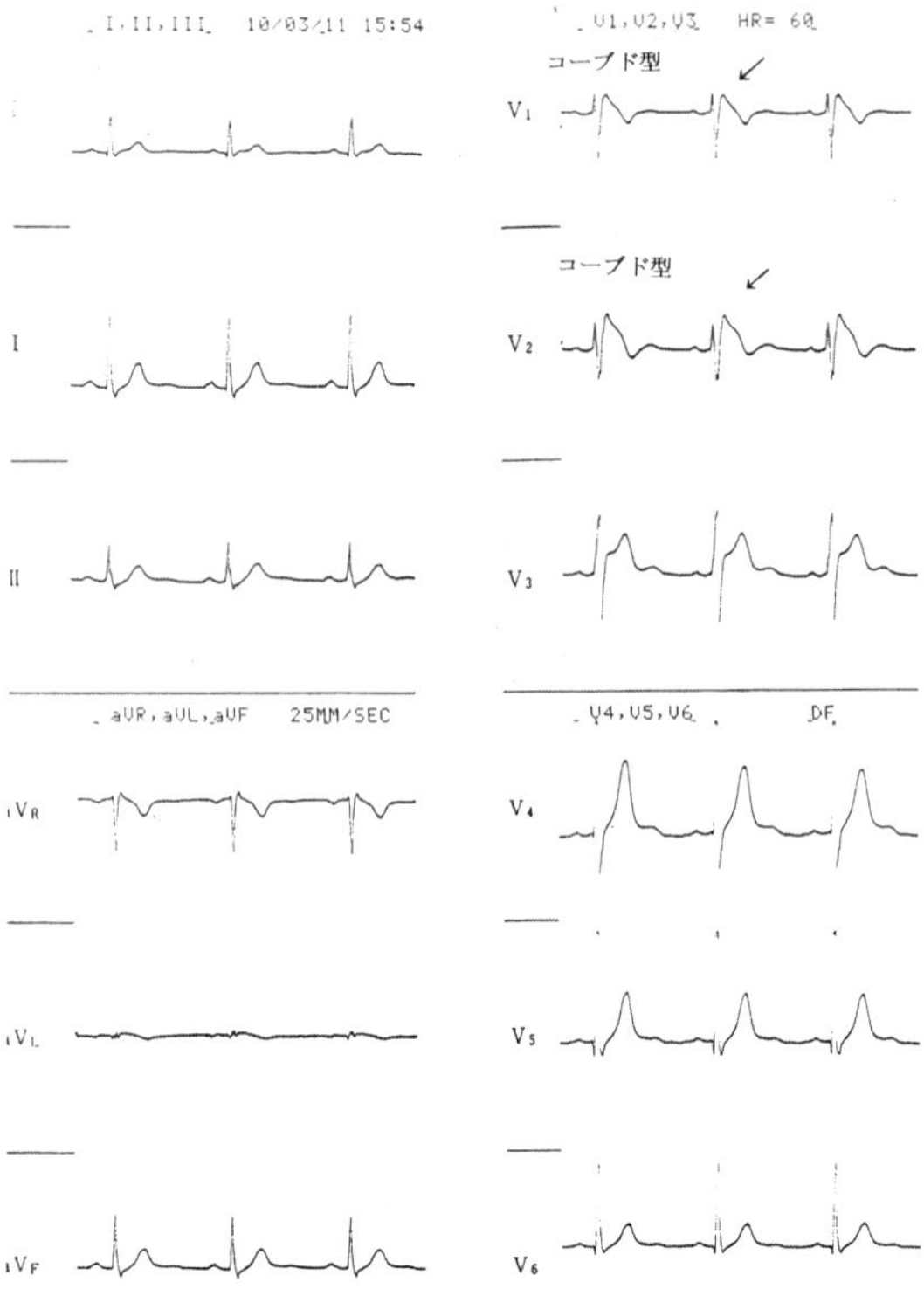

［症例二］平成十一年十月十二日

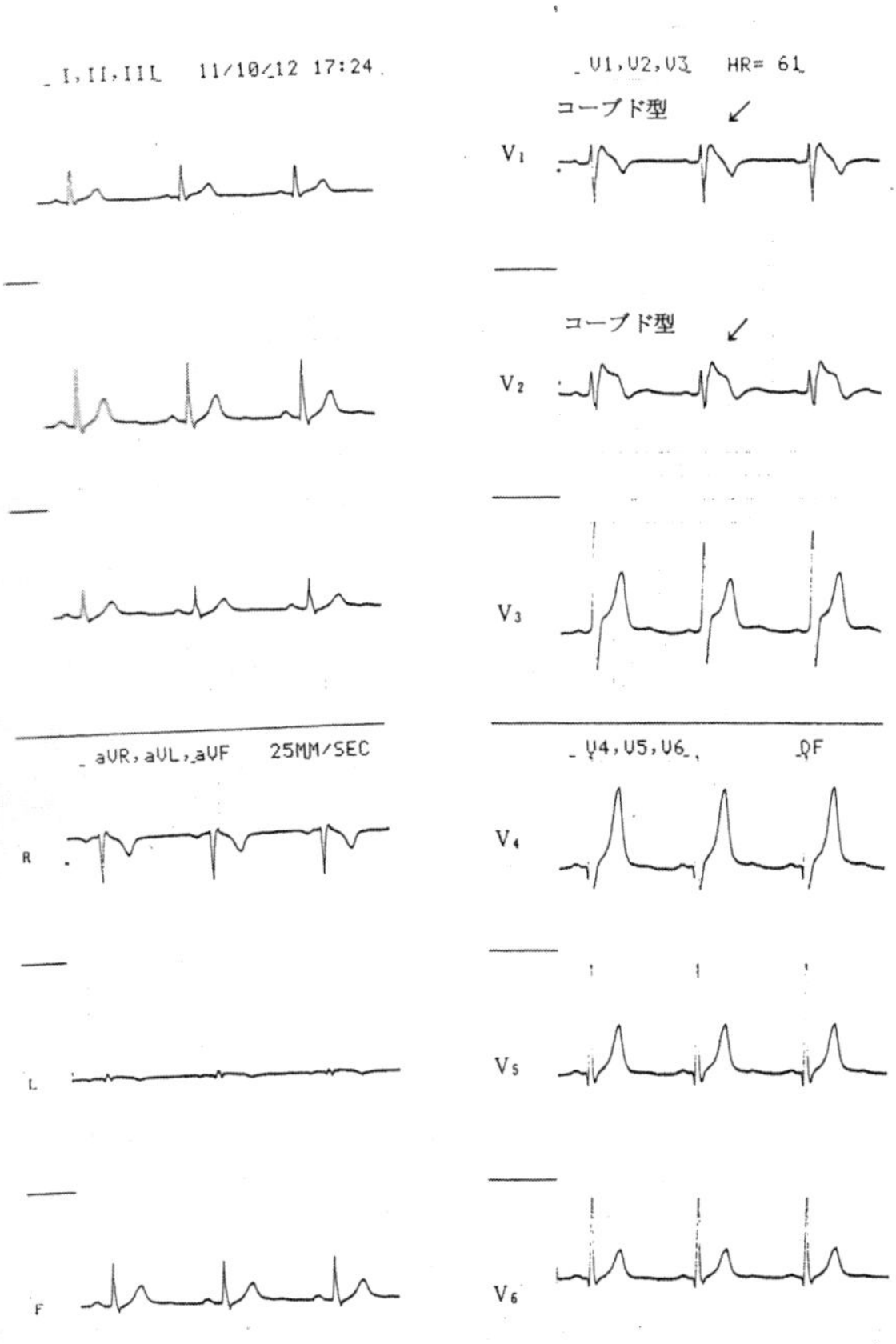

［症例一］平成十二年六月六日

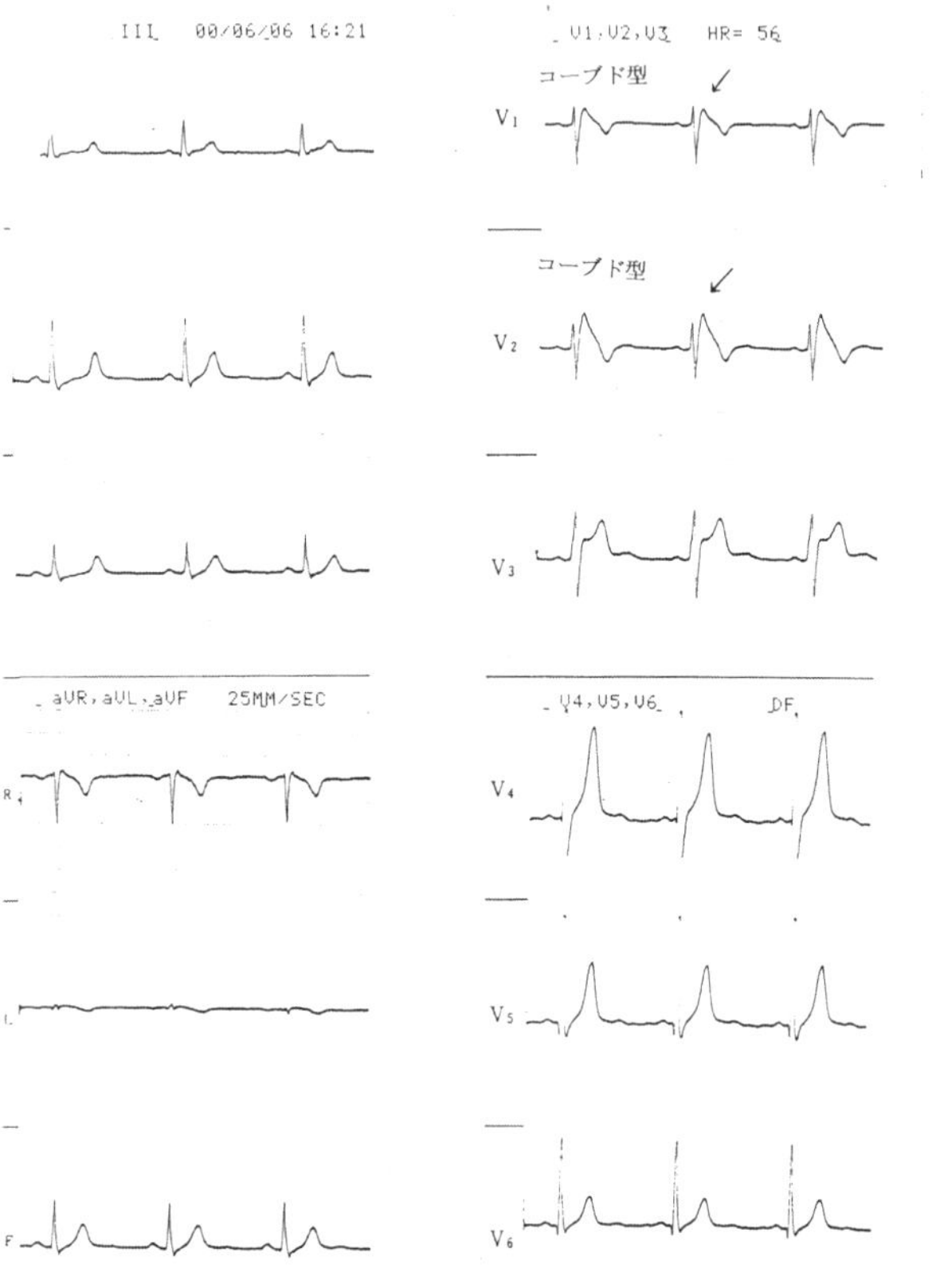

［症例二］　B氏、五十三歳、男性、会社員、身長一五四cm、体重六十三kg、家族歴：父親は八十二歳時がんで死亡、母親は死因不明。妹が一人いて健在（身体情報不明）。既往歴：特になし。健康診断結果では、尿潜血反応陽性、眼底の近視性変化、胆嚢ポリープ等が認められている。日常生活習慣は、一日十本程度の喫煙歴があり、飲酒習慣はなく、睡眠は一日平均約六時間程度で、運動は殆どしていない。安静時心電図波形はブルガダ症候群を示し、コーブド型である。

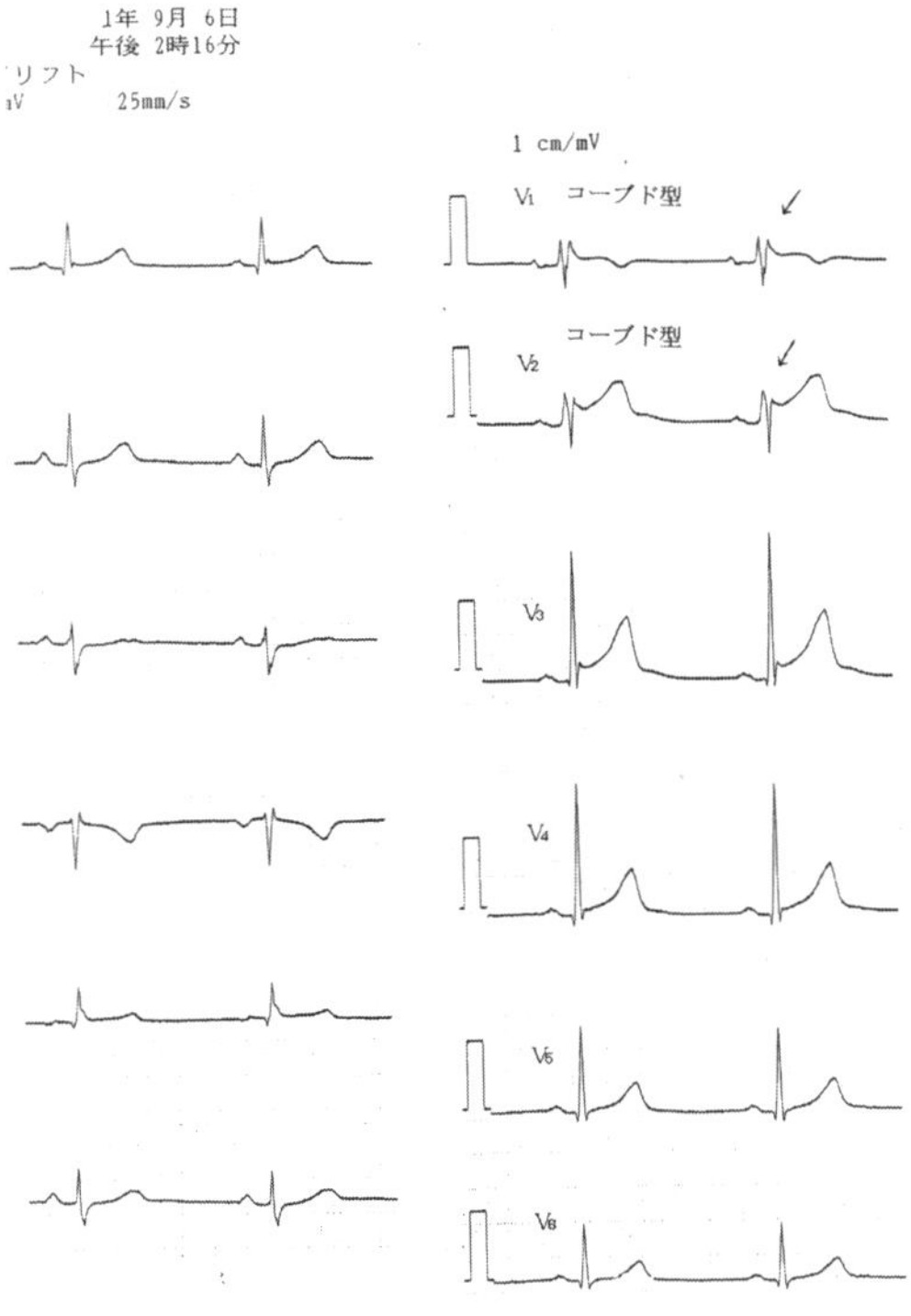

［症例二］平成十三年九月六日

［症例三］　Cさん、七十歳、女性、家族歴、既往歴、日常生活習慣、健康診断結果等に特記すべき事項はない。安静時心電図はブルガダ症候群を示し、サドルバック型である。

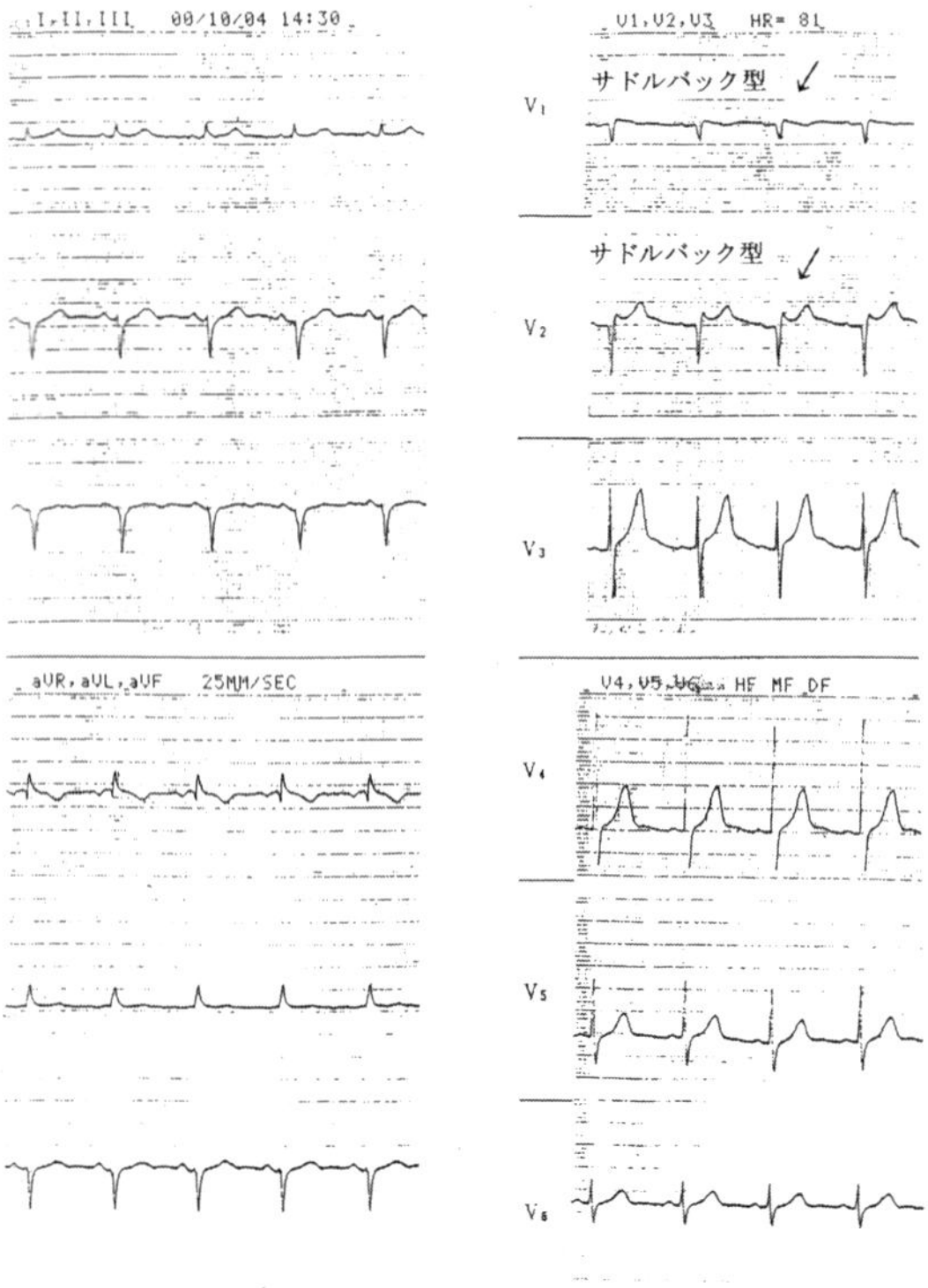

［症例三］平成十二年十月四日

［症例四］　C氏、六十三歳、男性、自由業、身長一六五㎝、体重五十㎏、家族歴、既往歴に特記事項なし。最近の健康診断結果では、尿潜血反応陽性、眼底網膜に若干の動脈硬化を認められている。安静時心電図波形は、サドルバック（鞍背）型のブルガダ症候群を示した。

［症例四］　平成十七年五月二十四日

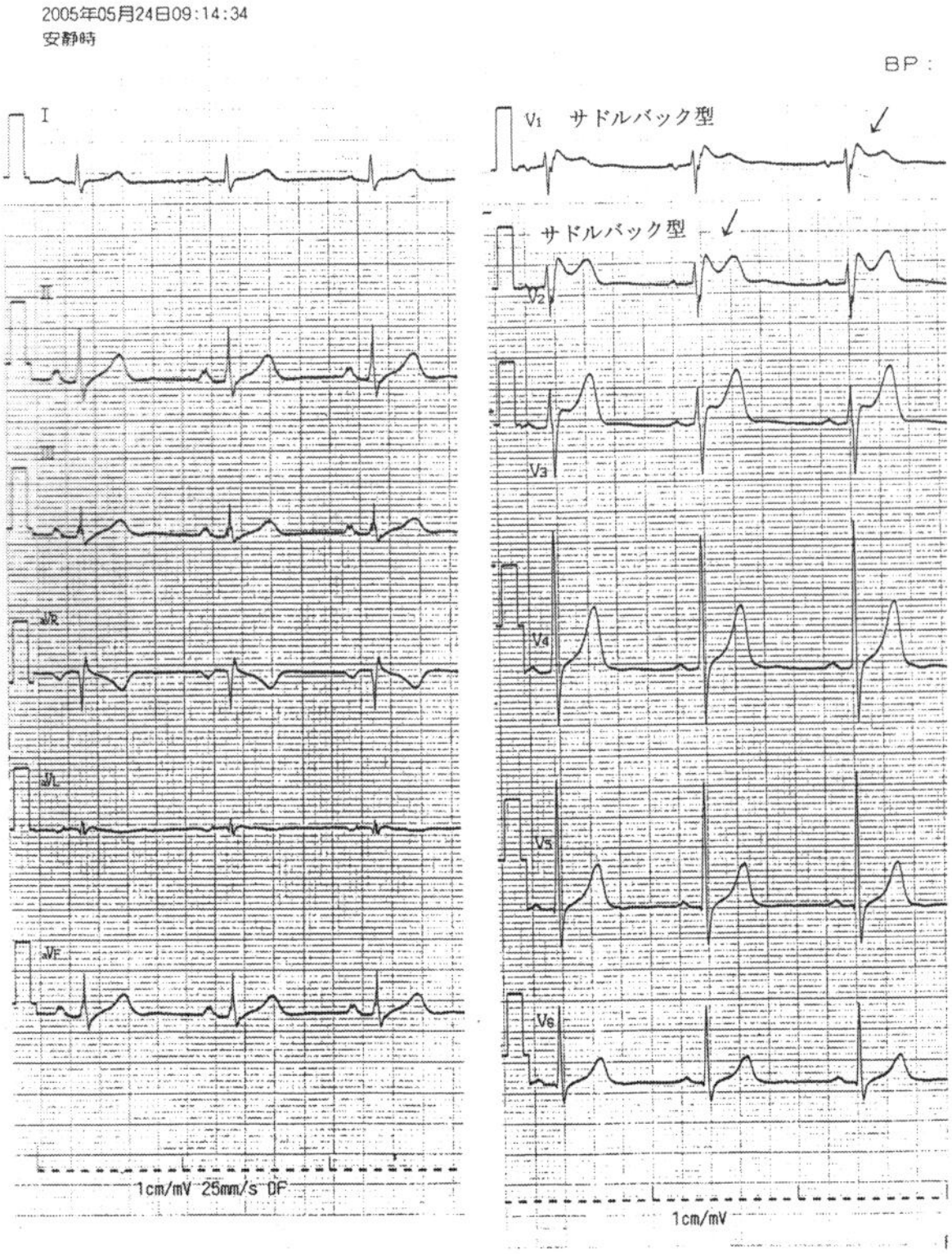

［症例五］　E氏、五十八歳、男性、会社員、身長一六三㎝、体重四十七㎏で高度のやせ型。家族歴には特記事項なし。長期の喫煙歴がある。健康診断結果では、白血球増多症および難聴を認めるが、他には異常所見はない。前年度（平成十八年六月七日）の安静時心電図では、QRS幅の増大、V2誘導のST上昇、V3　V4誘導で高いT波を認めるが、特徴的なブルガダ型波形ではないため、単に「T波増高」の診断となっていた。翌年（平成十九年十月二十六日）の心電図では、明らかにST上昇を伴う右脚ブロックパターンが検出され、サドルバック型の「ブルガダ症候群」と認められた。この症例から考察できることは、胸部誘導でQRS幅が広くV2誘導におけるST上昇の所見を認めた場合には、その後のブルガダ型移行への前兆的変化として、特にV1　V2誘導については注意深く経過観察が必要であるということである。

［症例五］平成十八年六月七日

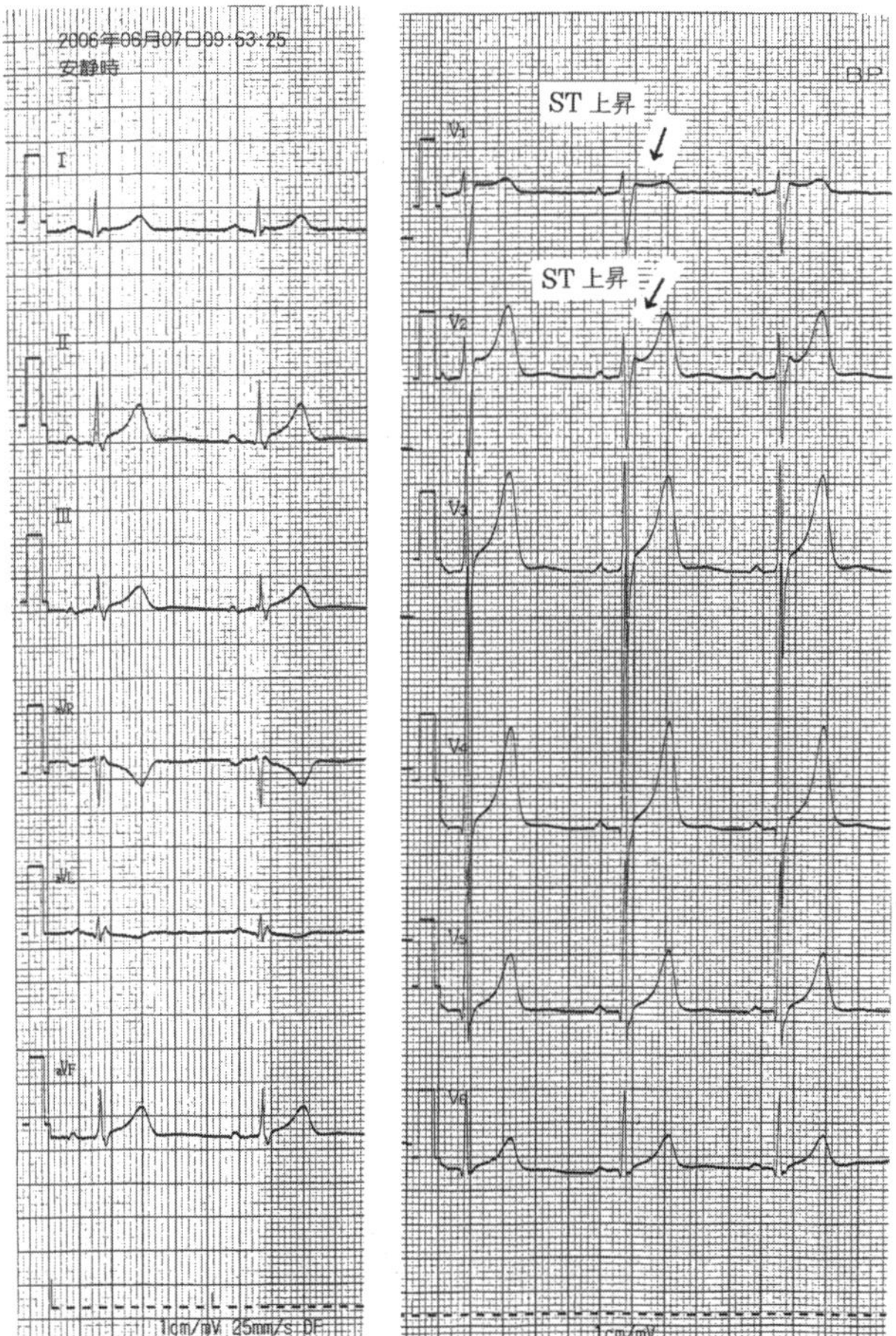

［症例五］平成十九年十月二十六日

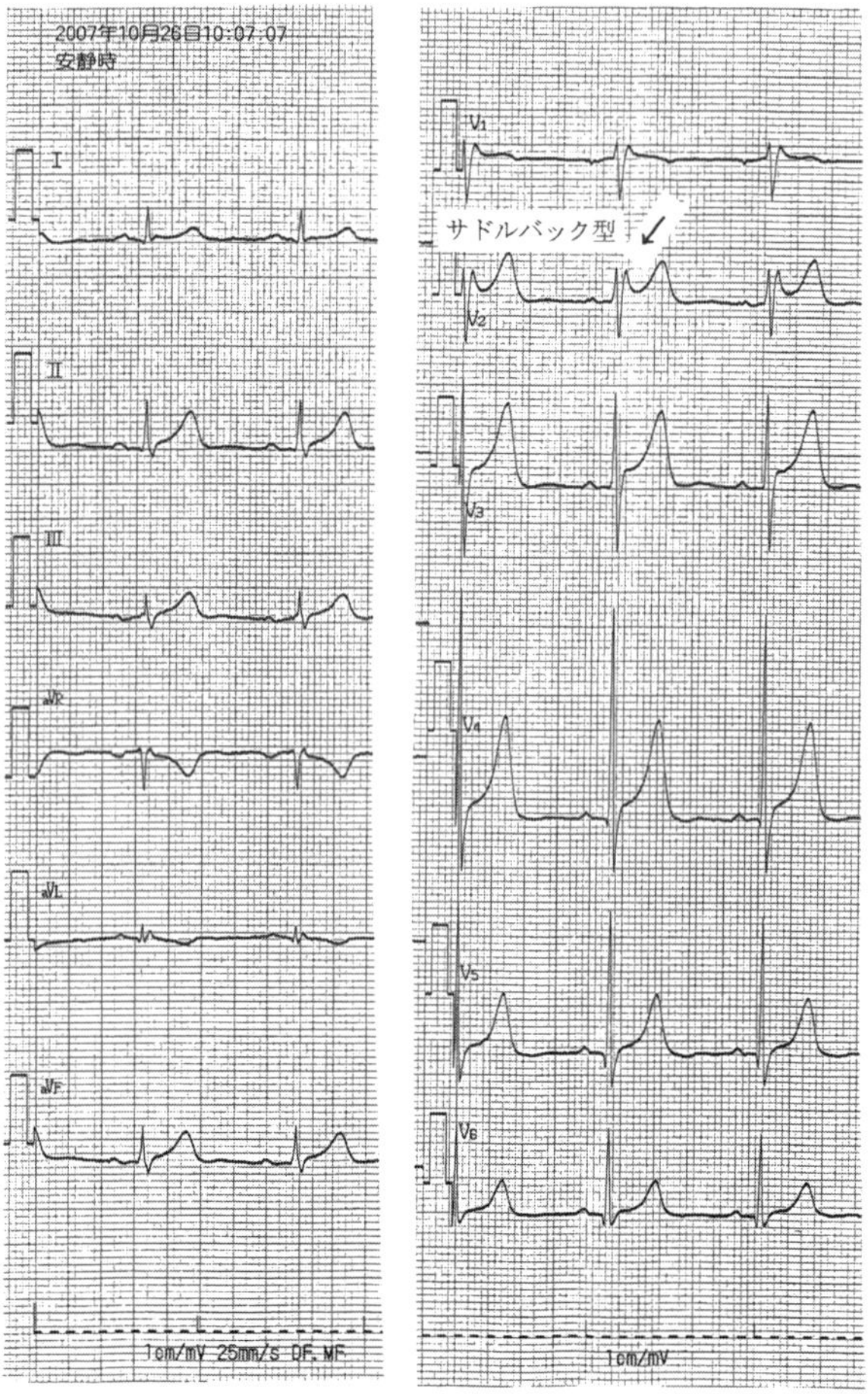

(4) ブルガダ症候群の予後と治療

ブルガダ症候群と診断された場合には、一般的にどのような対応がなされているのか。また、突然死の危険から身を守るにはどのような治療があるのかということは、当人および家族はもちろん誰でも知っておきたい関心事である。本書においては、この問題について、まずは現段階における医学的な解決策を情報提供しなければならないところであるが、私の検索した文献範囲では、遺伝子診断を含め最近の臨床診断基準によってブルガダ症候群と診断された場合において、その予後推定またはリスク階層化は未だ確立されていないものと考えられる。つまり、現在この問題の本質的決定的な解決策は見られず、むしろ検討しなければならない事項が数多く残されているということが認識される。

しかし、一般的にブルガダ症候群のハイリスク者と認定されているのは、一、中年以下の突然死者家族歴を持つ者、二、過去に失神発作の症候を経験している者、三、自覚的に夜間苦悶様呼吸の症候があった場合等である。また、心電図波形がコーブド型で、過去に多形性心室性不整脈または心室細動の経歴をもつ場合には突然死のリスク度が高くなるとされている。

これらのハイリスク者に対しては、今のところ植込み型除細動器（ＩＣＤ）の装着が必須の治療となっている。また、補助的な不整脈治療薬も各種使用されているが、突然死を防止できる特効的な薬剤はいまのところ期待できない。

一、元気で呑気なミーラー（水車番）がデー河の畔りに住んでいた。
朝から晩まで休みなく、雲雀のように楽しげに、
「誰もが我れを羨まぬ。我れも誰をも羨まぬ」と、働き、歌い、暮してた。

二、あるとき、ハル王が訪れて、「〝誰もが我れを羨まぬ〟と、汝は歌えど、
余《われ》は、汝を羨む一人なり。もしも、この世で叶うなら、この余の重く憂鬱な心を
汝の軽快な心と、換えて貫いたい。デー河の畔りで、朝な夕なに、汝は楽しく働けど
余《われ》は王位にありながら、悲愁の雲の晴れ間なく、辛き日々のみ送るなり」。

三、明るく丈夫なミーラーは、デー河の畔りで休みなく、雲雀のように楽しげに、
「我れは誰をも羨まぬ。誰もが我れを羨まぬ」と働き、歌い、暮してた。

イギリス古詩

突然死予防の箴言(5)

VI　突然死の原因

汝自身の意志に従うよりは、
むしろ常に甘んじて、他人の意志に従え。
すべてのものは「うつろいゆくもの」と見よ。
多いよりは、むしろ少ない方を選べ。

トマス・ア・ケムビス

突然死予防の箴言(6)

さて、突然死の謎解きもいよいよ最終段階となってきた。このあたりで発表されてきた突然死の諸見解をまとめてみなければならないであろう。そうしてできれば読者の皆さんに納得してもらえる真相を導き出したいものである。

これまで各国医学者の研究データを縦覧してきたが、それぞれ突然死についての立派な見解が述べられていることは言うまでもない。しかし読んでみて、多くの読者の方々も実感されたことと思うが、突然死に至る経路はそう単純なものではないということである。

こうした文献をみればみるほど突然死の真相は複雑なものであるという印象がかえって強まる。突然死というゴールへの到達は、もつれ合う糸玉を丹念にほぐして行く作業と同じことで途中で投げ出したくなる気分に駆られる。

しかし、よく考えてみると突然死の謎には、死という厳然とした到達点が存在している。これに反して、天文学などでは遠くの星をみればみるほど宇宙の端は遠くなり無限大に展開してしまうし、また顕微鏡学などは小さいものを緻小にみればみるほど限りなく極微な世界が広がってゆく。つまり限度がなく結果がないのに等しいのである。

それに比べると、突然死の解明には最終的に死という結果が与えられている。要するに結果としての死に原点を置いて、それに逆行しつつ共通要因を探し出せれば良いのである。強いて言えば逆行的分析＝レトログレイド・アナリシス（Retrograde analysis）とでも言う手法であろうか。

この逆行的分析に着手する前に、まず全体的な傾向をマクロ的視野でとらえてみたい。

1　突然死原因のほぼ半数が心臓にある

病理統計的な数字によると内因性急死の五〇％以上が心臓・大動脈系の原因で死亡していることは世界的に共通している。そしてそのほとんどが心臓死であることも同様である。脳・髄膜系の初発原因は僅か二〇％程度であり、その他の原因は三〇％である。

突然死原因の半数以上が心臓死であることから、順序として心臓性突然死の原因を追求することから始めなければならないであろう。

しかし心臓性突然死といっても心臓だけに原因が存在しているのではなく、からだ全体のさまざまな要因の影響で、結果的に心臓死に至ることは明らかである。特に脳神経系との関連を度外視して心臓死をとらえることはできない。

前記のように脳の障害では時間的に長短があっても二次的に心臓死をもたらし、同じように心臓の障害でも二次的に脳死を起こすことから、厳密に言えば突然死の原因を心臓に由来するもの脳に由来するものとははっきり切り離してしまうことはできない。どちらが先に障害されたか、どちらに重点的な原因が存在したかによって両者を区別することになるのであるが、それを判別する決定的な病理所見がつかみにくい。突然死の病理的診断の難しさがこのあたりにあるわけである。

こうしたことを踏まえた上で、突然死を考えて行く必要があるが、現在までの報告内容から判断して、ひとまず突然死全体の約半数が心臓に直接的原因を持つものとみて差し支えないであろう。

2 突然死の発生は男性に多い

内因性急死の男女比は、一九六一年以前の日本の統計では三対一であり、一九七〇年では三・三対一、一九八〇年では三・九対一となっていて、男性の突然死頻度が徐々に増えている。

突然死原因別によると心臓性突然死が増加しているところから、女性に比べて男性側に心臓死のリスクファクターが多くなっていることも考えられる。例えば生活習慣においての非健康的要因（喫煙、飲酒、睡眠不足、ストレスなど）の量的な差である。

こうした非健康的要因に長い間暴露された中高年齢の男性においては、程度の差はあっても大多数が成人病といわれるからだの変化がすでに始まってきている。そしてそのなかには糖尿病、高血圧、心臓障害などが自分が気付かないうちに発生していて、立派な突然死予備軍となっていることが多い。

アメリカでの大がかりな疫学研究で高名なフラミンガム・スタディの統計でも、心不全をもつ人は突然死のリスクが五倍増加し、心冠疾患を伴う人は更にその二倍のリスクが増加するという結果が報告されている。すでに心臓障害をもつ場合においては、異常のない人にくらべると突然死危険率がはるかに高いと言える。

突然死の中でもポックリ病（青壮年急死症候群）やバゴオンでは男性が犠牲者になる必然的理由はほとんどみられない。しかし、渡辺富雄教授らによる犠牲者の下垂体オキシトシン活性値低下の指摘は、青壮年男子に偏る突然死の解明にわずかながら手がかりを与えるものである。

3　午前中の突然死が多い

前述のフラミンガム・スタディによると突然死はおおむね午前中に発生している。それが特に午前七時から同九時の間に集中していることについては、この時刻においての動脈圧増加と関連するであろうと推定されている。ただしそれは顕在的あるいは潜在性とにかかわらず、すでに犠牲者になんらかの心疾患が存在している場合のことである。

また朝方においては、交感神経の活動増加による致死的不整脈が起こりやすいことも、突然死発生要因であるとする研究者が多い。

このような考え方に妥当性を与えるためには、軽微な心臓刺激伝導系の先天性異常から、かなり進んだ欝血（うっけつ）性心不全まで、程度の差こそあれ犠牲者が既になんらかの心疾患をもっていることが前提条件となってくる。

さらに突然死の引き金となるのは致死的不整脈に先行する心筋の虚血性変化であり、それが突然死発生プロセスの重要な鍵をにぎる変化になることを多くの学者が推定し発表している。

以上、突然死に関する三つの大きな傾向は、平成元年の春に急死した三人の文士についてよく適合していて、本書の執筆動機ともなったわけである。

しかし、文献調査が進行するに従い、突然死発生の謎は益々深まるばかりで、最後の謎解きコースに到達してみると、当初予想をはるかに越える大変な迷路の状況を呈してきている。

4　突然死への第一段階

さて、突然死はある生の終点であり思いがけない死であるが、このプロセスの終盤である死直前の状況を逆行的に分析してみよう。

多くの場合、突然死に共通する事実として得られる情報は、心室細動、心室頻拍、および極端な除脈性不整脈などの致死的不整脈である。すなわち突然死への第一段階が致死的不整脈であることを今回の検索で入手した文献の多くが述べている。**図26**のようなコースを客観的に証明できるのは、来院時死亡寸前（near DOA）患者の心電図記録である。この点については幸いロバート・J・メイヤーバーク博士などの実測記録が沢山ある。

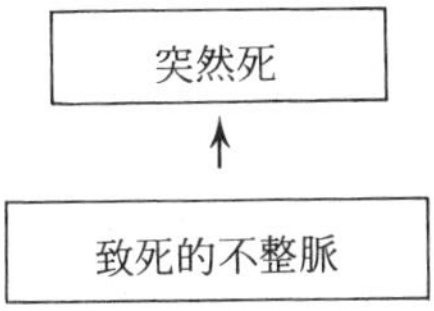

図26　突然死への第一段階

いわゆるポックリ病においては急死する直前の状態があまり明確に

なっていないが、多くの研究者から致死的不整脈の存在が推定されている。また別に突発する呼吸停止が重要な要因であるという学者もいる。

同じように乳児の突然死である乳児突然死症候群においては、致死的不整脈発生と突然死との間に反復する慢性の低酸素症そのほかの要因が存在しているという意見もある。

チルキアン・モッタ博士らのホルター心電計による終夜モニタリングでは、突然死原因の一つのコースと考えられている睡眠誘導性無呼吸症候群についても、洞性除脈、洞停止などの致死的不整脈を検出しているということである。

このように不明確な部分がまだかなり残されているが、突然死の直近に起こる病的所見は致死的不整脈が最も有力であると考える。

5　突然死への第二段階

では次に、突然死に至る致死的不整脈は、一体どのようなプロセスで発生するのであろうか。

この段階では、突然死犠牲者が死後の剖検において、すでに心臓疾患の所見をもつケースと、そのような所見が見当たらないケースとを区別して考えなければならない。

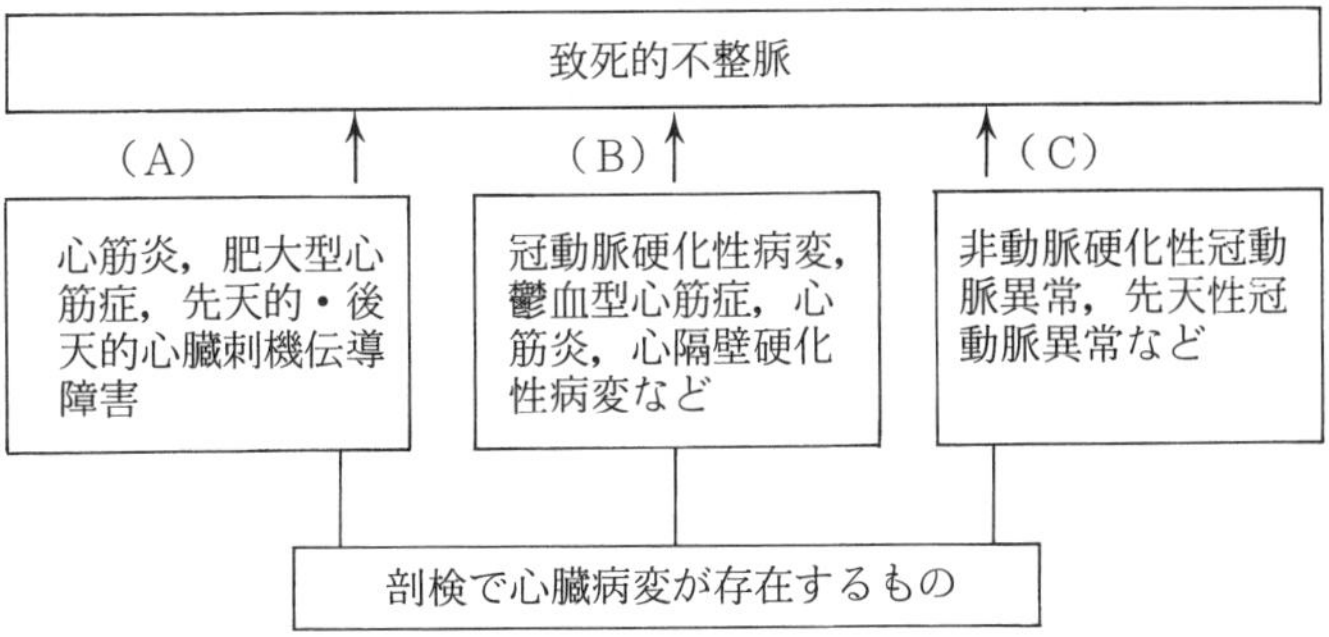

図27　突然死への第二段階（一）

前者の第一のグループ（Aグループ）として、学童および若年者における運動中の突然死に見られる各種心筋炎、肥大型心筋症、および心臓刺激伝導系の先天的または後天的異常の存在がある。

第二グループ（Bグループ）として、中高年齢層に比較的多く見られる冠動脈病変（動脈硬化疾患、微小塞栓など）、欝血（うっけつ）性心筋症、心筋炎、および心室隔壁硬化性病変などがある。

第三グループ（Cグループ）としては、動脈硬化のない冠動脈異常（冠動脈塞栓、冠動脈炎、冠動脈機械的閉塞、冠動脈スパスムスなど）および先天性冠動脈異常がある。

以上のような心臓病変の存在する突然死の場合を**図27**のように設定した。

この段階においてAグループの中の刺激伝導異常は極めて重要な所見と考える。

カスタノ・スイン博士の活動的スポーツに参加している若年者についての突然死論文で見られる症例、パファラティ博士の突然死犠牲者におけるヒス束の先天性異常症例などもこの点を指摘している。

そして、突然死においてはしばしば刺激伝導系灌流動脈の選択的硬化所見、あるいは伝導系細胞の肥大所見が存在しているため、不整脈が発生しやすいとする岡田了三博士の刺激伝導系病理的論文がある。

また、突然死犠牲者にみられる微細な心筋細胞の変化から心筋そのものの被刺激性が高まり、期外収縮やリエントリー現象が起こりやすくなって、心室性不整脈が誘発されるという小笠原定雅博士の見解も致死的不整脈発生へのプロセスとして重要な要因であると考える。

一方、突然死犠牲者の剖検結果に明白な心臓疾患がみられないケースでは、どういうプロセスのもとに致死的不整脈が発生するのであろうか。

剖検無所見ケースの第一グループ（Dグループ）は、ピーター・J・シュワルツ博士の論文に発表されている自律神経系の強い影響をうけて起こる突然死の場合である。このプロセスでの致死性不整脈発生直近の変化は、遠心性心臓交感神経活動反射の増加と遠心性心臓副交感神経活動の反射的または選択的抑制である。

この場合には、さらにその直前の虚血性変化が存在し、これらの変化を発動する引き金として作用するらしい。

第二のグループ（Eグループ）はいわゆるポックリ病やバゴオンなどで、犠牲者が臨床的または病理的変化の表れない潜在性の洞不全症候群をもつものと考えられる、夜間睡眠中に、この洞機能になんらかの強い抑制がかかり急速に顕在化するわけである。レム睡眠の増加によって神経的不安定化が起こり覚醒反応障害をもたらすことも考えられないわけではない。これまでに発見された多くのニアミス犠牲者に悪夢体験があることは事実だからである。

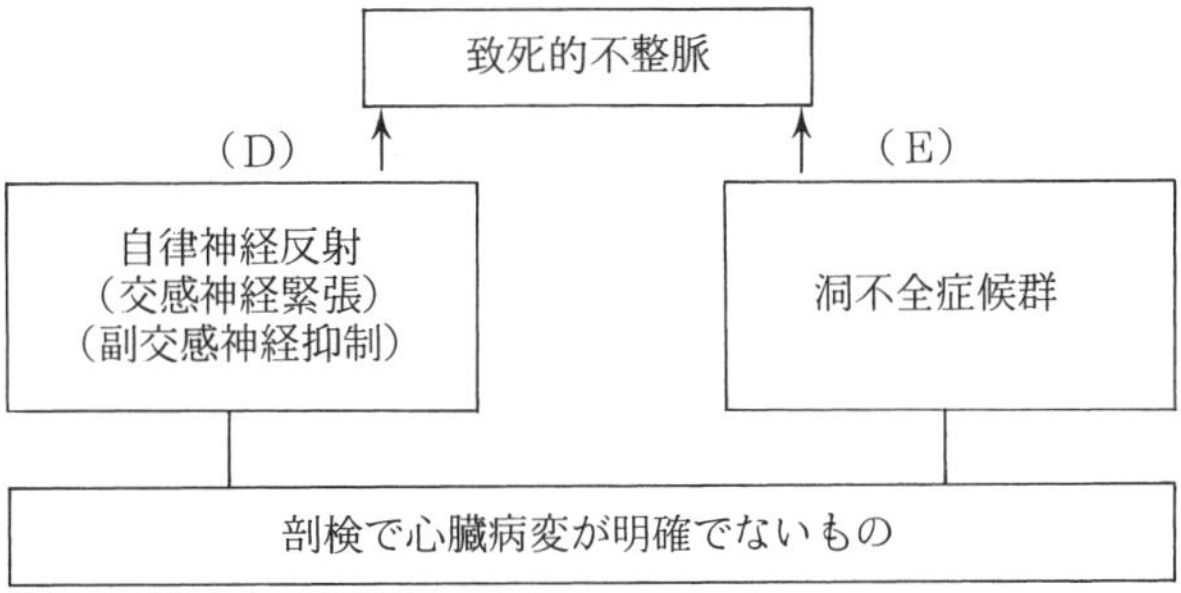

図28　突然死への第二段階（二）

　そこで、剖検によって心臓病変が明確にみられない突然死の場合を図28のように設定した。まことに独断的であるが、以上のように突然死に至る致死的不整脈の発生に貢献する五つのグループを示した。

　むろん突然死発生のプロセスは、このようにはっきりした分類が簡便に行われるほど単純ではないが、ある程度おもいきって分別してみると、かえって互いの複合する要因が明確化してくるように思える。

6　突然死への第三段階

次に各グループについて逆行性分析を進めてみたい。

まず剖検上、心臓病の認められるケースとしてまとめた(A)、(B)、(C)グループであるが、前述のように致死的不整脈発生の引き金的役割として、心筋の虚血性変化が起こることが大変重要な要因となっている。

この心筋虚血へのプロセスとして、スポーツ突然死犠牲者の学童や若年者の場合には、負荷された過激な運動、緊張、興奮などが脈拍を急激に増加させ、心臓左室内への血液流入量が減少し、その結果として一時的に心筋虚血が発生するという考え方がある。

また、高年齢者においては過度の労作と緊張を与えるスポーツ競技などにおいて、すでに存在する無症候性の冠動脈硬化などが原因で、心臓自体の酸素要求をまかなうのに十分な血流が得られない状況が起こり、心筋虚血の状態が発生することが考えられている。

このように剖検で、心臓病変が存在するグループに発生する先制的な心筋虚血は、一次的に増大した心筋の酸素消費を満たすための血流が初発的に障害されて起こり、そのことが既に有する心臓病変を顕大化させ波及的連鎖的に致死的不整脈へと移行していくようである。剖検で、心臓病変が明確でないグループ(D)、(E)についてはどのようなプロセスで心筋虚血が起こるのであろうか。

ここで思い起こすことはA・ウェルッとミュラー博士らが行った若年者の突然死についての剖検所見である。両者は、わが国では青壮年急死症候群（ポックリ病）と報告されている症例と同様なこれらの青年の急死例に、全体的には主要臓器に死因となるような器質的病変がみられないものの、わずかに脳の血液循環に障害が起こっている数例の組織変化を認めている。この事実は急性心臓死の前の段階で、なんらかの脳血液循環障害があったことを物語るのである。

この点について、渡辺富雄教授は脳下垂体ホルモンであるオキシトシン放出の役割を重視している。そして性別による死亡率の差もこのホルモンによって説明している。このオキシトシンによって一過性低血圧が発生し、突発的な心筋虚血を招くであろうことは推量される。しかし残念ながら、なぜオキシトシンが放出されるのかということは判っていない。そしてそこに悪夢を介在させることは、科学的な証明を原則としている医学の世界において、現時点では少々無理があるが、頭から全く否定することもできない。

その証拠として悪夢体験を告白したニアミス突然死例の存在、青年男子に偏るポックリ病やバゴオンによる突然死の際の絶叫などは、悪夢または第Ⅳ期最深睡眠時の重症型夢魔との深い関連性を推定したくなる。

ただし、こうした各種の推論は筋書きとしては貴重で面白いが、実証性に乏しく医学としての論理を構成し得ないので、突然死の謎解きプロセスとして取り挙げることにはいささか後ろめたさを感じる。

そこで、一時的心虚血発生段階についての現時点での実証性のあるルートとしては、ピーター・J・シュワルツ教授の実験的心臓病学における研究成果を採用したい。教授らは少なくとも突然死した犠牲者のホルター心電計分析記録を持ち、その中で致死的不整脈発生直前の虚血性変化が存在することを確かめているからである。

この数秒間の虚血が、次に起こる心臓の興奮的反応を引き起こし、続いて早期心室性不整脈を生じせしめたるための重要なポイントとなるのである。

ではこの数秒間の虚血は何によって起こるのであろうか。問題はそこに存在している。私はそこに起こるものは、急激な血流異常の発生または中枢神経障害の発生があるものとみている。

一つのプロセスとしては、突然起こる身体血流の偏りが考えられる。すなわちこの状態が突然出現するのは、身体循環血液が急速に局所に停滞する変化、たとえば肺血流異常の発生などによって心臓への血液還流が一次的に障害されることである。

もう一つのプロセスである中枢神経障害は、多くの場合、深睡眠期の覚醒障害によって惹起されるものと考える。また一部ではレム睡眠が頻繁に繰り返され、周期的覚醒が増加することによって中枢神経系への異常刺激が発生し、交感神経緊張を引き起こすという連鎖反応も考えなくてはならない。

このように一時的な心筋虚血性変化は、血流異常と中枢神経障害という二通りのルートによって発生する可能性があるわけである。

以上の段階を図29のように設定した。

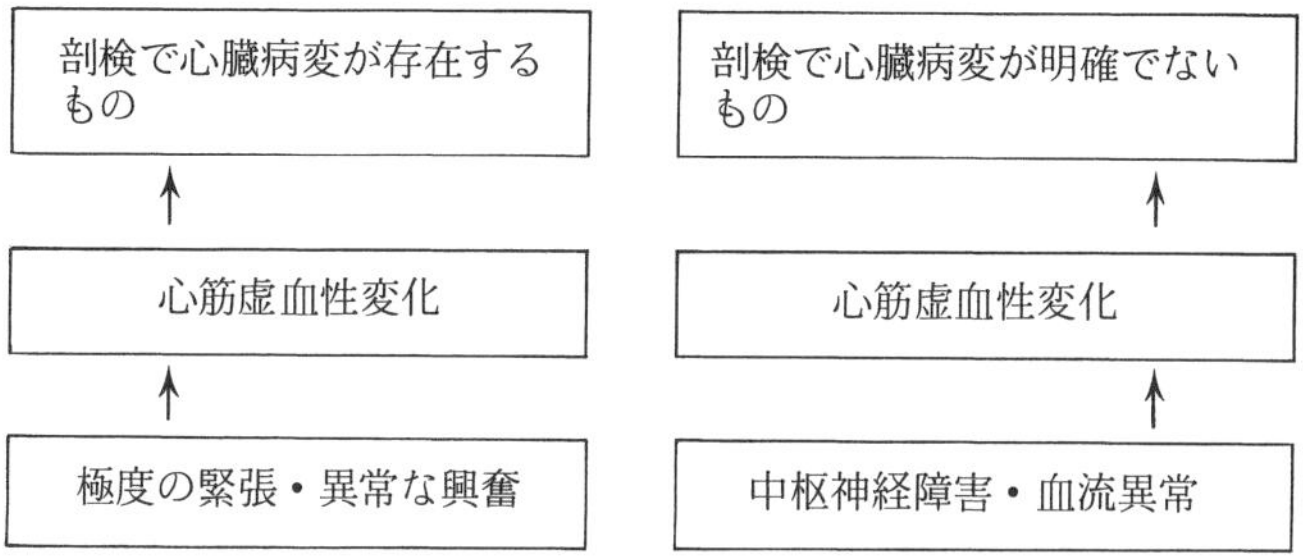

図29　突然死への第三段階

7　突然死への第四段階

次に、突然死への第四段階を逆行的に考えてみよう。

剖検で、心臓性病変が存在するルートにおいては、前述の如く極度の緊張・異常な興奮を起こす原因として、運動・過疲労・ストレスなどを挙げることができる。これらの身体的負荷は一時的に神経系の乱れや内分泌系の異常を発生させるが、通常の場合には、こうしたバランスの乱れを復元させるための調整的機転が働いて、ほどなく正常化する。しかし、既に心臓になんらかの先天的欠陥が存在する場合においては、その僅かな糸口を点火口として爆発的に重大な異常発生へと展開してゆくものと考えられる。

杉下靖郎教授の論文にみられるように、スポーツ中の突然死ではこの関連が如実に表れている。運動中は全身の筋肉が酸素需要を高め、酸素供給系は心拍増加と動静脈酸素分圧落差とによってそれをまかなうための反応を起こす。しかしそこにおいて酸素需給能力の限界点を越える危機的状況が持続されると、予備能の枯渇から末梢循環不全が起こる。

つづいて自律神経系の乱れと内分泌系の乱れを生じ、結果的に通常の検査では未検出の心臓の欠陥があれば、そこから拡張的、連鎖的に致死的な反応が引き起こされるのである。

過疲労や精神的ストレスにおいても同じような自律神経系・内分泌系の異常連鎖反応が起こり得る。過疲労あるいは精神的ストレスは一次的に心臓交感神経の興奮反応を起こし、遠心的に交感神経活動反射ならびに副交感神経活動反射を増加させ、内分泌系の変化を導き、これらが心臓の微細な異常と結び付くことによって心臓の虚血性変化を惹起させていく。

剖検で心臓性病変が明確でないルートにおいては、どのようなプロセスが考えられるであろうか。

高島幸男助教授は、乳児突然死症候群（ＳＩＤＳ）の発生において、睡眠中の呼吸循環調節の成熟過程に生じる異常を指摘している。また、中谷・渡辺両博士は青壮年急死症候群（ＳＭＤＳ）の発生において、終末呼吸期以前の末期前呼吸停止を生死の別れ目としている。

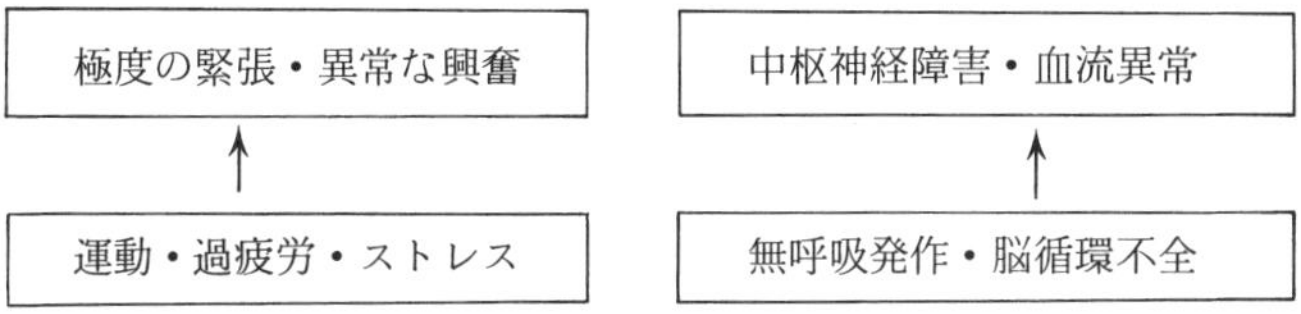

図30　突然死への第四段階

これらの突然死においては心臓性病変が明確でなく、どちらも無呼吸発作が関連しているところに共通性がある。

チャールズ・フィッシャー博士らによる夢魔解析の中で、過去においての神経的外傷が関与する一種の睡眠病理的現象として、夢魔発作と呼吸停止との関連を強調した考え方もこのプロセスでは大きな意味付けをもつ。

渡辺富雄教授はこのような呼吸障害発生を夜間無呼吸発作と呼び、その発生メカニズムの起点を原因不明の脳循環障害としている。また、是枝哲也氏は無呼吸発生ルートを舌根沈下、気道狭窄、換気不全、反射性深吸気、気道閉塞、そして無呼吸と想定している。

そこで注目されるのは、前述したウエルッとE・ミュラー博士らの突然死犠牲者の剖検報告である。それは主要臓器に器質的病変がないにもかかわらず、脳に強い浮腫などの所見がみられたという事実である。

この発見は、こうした無呼吸発作発生になんらかの原因、たとえば一過性低血圧などによって起きる脳循環不全が深く関与していることを示唆するものである。

すなわちこのルートにおいては、無呼吸発作と脳循環不全が謎を解く言葉（キーワード）となってくるのである。このような考えを基にして第四段階のプロセスを図30の如く設定した。

8　突然死への第五段階

突然死へのプロセスを逆行的に分析して、運動・過疲労、ストレスへのルート、そして無呼吸・脳循環不全へのルートに辿り着いた。

これらのルートを更に逆行的に進んでみたい。

運動時の突然死は、先天性または後天性に存在する心臓異常が大きな役割をもち、急激に起こる緊張、急激に起こる解放などの精神的・身体的変化が、神経的・内分泌的調節を崩して心臓異常を眠りから覚ます。

若年者では心臓刺激伝導系を中心とする病変の進展が主役となり、高齢者では心冠動脈部位における病変の発展が重要な役割を演じる。

運動時の過剰発汗によって血液濃縮が発生し、血小板凝集形成による血小板血栓が冠動脈に微小塞栓を引き起こすこと、また特に朝方においては動脈圧が増加し動脈硬化斑が剥離して冠動脈への塞栓の原因となること、ならびに運動に伴う交感神経活動増加の結果、微小動脈の緊張が起こり、血圧上昇が起こることなどが要因として心臓病変の進行を助成する。これらの身体的変化は心臓だけでなく、脳血管病変の発生にも同様な役割を果たす。つまり脳出血、脳梗塞などの要因となるわけである。

過労という言葉には二通りの意味がある。一つは過重労働（over－work　過労働）であり、一つは過重疲労（over－fatigue　過疲労）のことである。

近年さかんに用いられているのは過重疲労（過疲労）の方であるが、過重労働によって過重疲労が起こるという因果関係に結び付けているため、過重疲労が過重労働と同義的に受け取られている場合が多い。

〝過労死〟という言葉などもそうした意味で使われているが、医学用語としての疾病概念が存在しているわけではない。あくまで過疲労が誘引となって、突然死に近い不慮の死亡を遂げた際に一般人向けに用いられているのに過ぎない。

突然死に近い死亡者に対して、その遺族が直接・間接的に死亡原因を過重労働によるものであることを主張する場合においては、**過労死**という言葉はまさに適している。しかし、人にとって或る労働が過重であるかないかの区別はなかなかできない。その人の体力・資質・労働負荷量・疲労度などいずれを採り挙げても客観的・計量的判断が甚だ困難であるからである。

しかし、**過疲労**が疾病発生の要因となることは疑いない。疲労が過度に蓄積されて過疲労状態となれば精神的・肉体的な機能が低下して、あらゆる器官の予備力が失われ、神経的、内分泌的調節がバランスされなくなり、生理機能体系は非可逆的に変化する。

疲労が積み重ねられ蓄積されてゆくプロセスは、個人の家庭生活、社会生活における各種アンバランスによって、徐々にあるいは急速に進行する。進行の状態は個人要因、環境要因、作業要因などによって異なるが、つねに社会環境の変化によって影響を受ける。

今日の社会は、構造的に工業社会からサービス社会に大きく変貌し、労務サービスにおける人間関係の重要性がますます高まってきた。そのために疲労蓄積のうちの精神・神経的疲労の占める比率が増し、単純に身体を休めるだけでは疲労回復が難しい状況となっている。

工業社会ではストレスが、主に胃潰瘍や高血圧などの身体的疾病として表されていたが、現代のサービス社会においては精神・神経的障害にも及んでいる。

ストレスは複雑な人間関係の葛藤の中に生まれる。緊張、悩み、不安、気づかい、孤立、喪失などの負の感情が持続的に続き、それに対してのリラクゼーション、希望、友情、救い、愛情、利益などの正の感情の補填が不十分であるときに、ストレスは精神的疲労として積み重ねられる。

現代社会において降りかかるあまたのストレスから逃れることはとうてい不可能である。問題は個人生活においてのストレス社会への適応方法が上手か下手かである。個人の性格で適応力の低い人には適切なサポートを必要とするが、その仕組みがまだ出来ていないところにいろいろな問題が発生する。

以上のように、運動時の緊張と解放、過疲労、そしてさまざまなストレスの発生は、肉体的、精神的疲労の蓄積にその要因を見出すことができる。


つぎに、無呼吸発作・脳循環不全ルートにはどのような原因が考えられるであろうか。

最初に、このルートとは直接的な関係は少ないが、無呼吸発作による突然死の危険性をもつ存在として重要な二つの症候群を挙げておく。

睡眠時無呼吸症候群は、小児においてアデノイドや扁桃腺肥大が原因となって気道を狭くし、睡眠によってのどの筋肉が弛緩し、著しく気道が狭窄するために起こる呼吸障害である。また大人では、肥満により首の回りに付着した脂肪が気道を圧迫し、睡眠により口蓋構成筋肉が緩んで更に狭くなるために起こる呼吸障害であると言われている。

睡眠時無呼吸が続くと、空気の吸入が悪くなり低酸素状態が起こる。そして心臓は酸素需要に答えるために心拍回数を増やす結果、余計な負荷をかけられて肥大する。

大人では飲酒や疲労もこの呼吸障害を助長するといわれている。

同じような睡眠誘導性無呼吸の症状をもつピックウィック症候群は、極度の肥満と周期性呼吸による持続性の肺胞低換気によってもたらされた複合症状である。二次的には赤血球増多

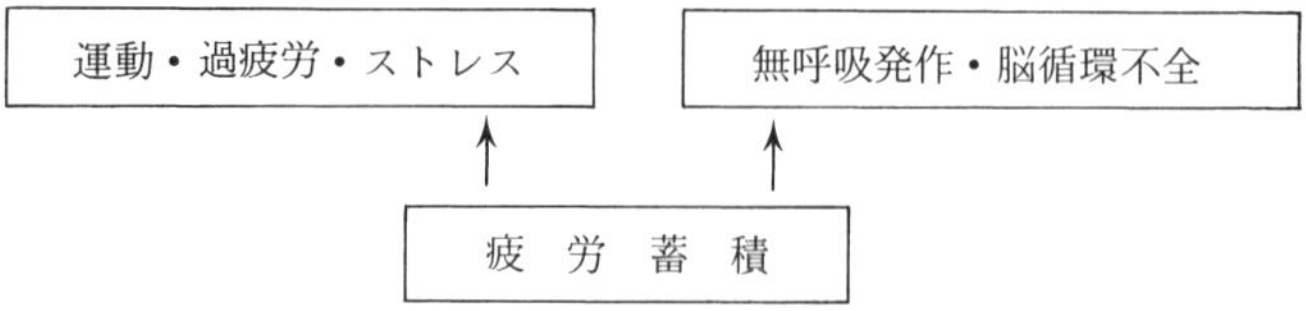

図31　突然死への第五段階

症、右室肥大、右室不全などが発生し、肺動脈圧に影響を与える結果、心負担が増加してくる。

この症候群での傾眠、周期性呼吸などの原因は、中枢性および末梢性の両因子の関与があると言われている。恐らく脳幹部になんらかの異常をもつものと考えられる。

これらの二つの呼吸障害については、呼吸器官における体質的要素が大きいが、どちらにも突然死の危険性があることは間違いはない。
疲労状態からの生理的回復機能に貢献する深睡眠は全体睡眠時間の二五%程度であるが、反復する精神的ストレスや肉体的疲労によって疲労が累積された場合には、睡眠の性格も変化することが推定される。

自己経験では、過疲労時は何時間寝ても疲労感覚がとれない。反対に、適度な疲労では極めて短時間の睡眠でもすっきりした気分となる。

前述した夢魔研究報告などをみた限りでは、過疲労時の睡眠は、つぎの二通りのコースのどちらかに偏るように思う。一つは、睡眠ステージⅢ、Ⅳにおける神経外傷性夢魔（覚醒障害）を伴う恐れのあるコース、もう一つは睡眠ステージⅠ、Ⅱにおける眠りが浅く周期的覚醒（レム睡眠増加）を伴うコースである。
前者のコースでは、いわゆる重症型の悪夢体験によって心臓の頻拍発作・呼吸停止などが起こり得る。また、後者のコースでは、うなされる不安な夢の多発により中枢神経に影響を与えて交感神経緊張を増加させ血圧上昇、頻拍発作などを起こすことが考えられる。

仮説ではあるが、重症型悪夢体験では、脳になんらかの影響を与えて内分泌活動に変化が起こり、脳下垂体オキシトシンの放出がうながされ、一過性の脳循環不全につづいて脳障害が発生するという考え方がある。

ポックリ病やバゴオン、そしてアジア難民の突然死の発生状況からみても、疲労蓄積が本段階発生へのスタンバイ要因となっていることは確信できるのである。

いずれにしろ、無呼吸発作と脳循環不全とは、現時点において、どちらが鶏でどちらが玉子かは明確にできないが、両者に深い相関関係があることは間違いないであろう。

すなわち、突然死への第五段階は、**図31**のように設定することができる。

9　突然死への第六段階

人間の身体は働き過ぎると疲れを感じる。働き過ぎの中には身体を動かし過ぎて感じる疲れもあれば、神経を使い過ぎて感じる疲れもある。

疲れの特徴として、身体の筋肉が重かったりだるかったりする肉体的局所的な症状と、眠気がさしたり集中力がなくなったりする精神神経的全身的な症状が自覚される。

また、そうした自覚的な症状と同時に、身体器官の機能が低下して思うように身体が働かなかったり、頭の回転が悪くなり能率が下がったりして他人にも疲れた様子が認められるようになる。

労働が激しい場合や労働が長く続く場合にはこうした症状が早く表れる。これを急性疲労といいその回復も早く、たいていは翌日まではすっかり元に戻る。もし疲れがとれないで翌日に持ち越され、その疲れた症状を引き継いだまま労働を続けると、疲労状態が次々に慢性的に蓄積されその回復は簡単にできなくなる。こうした慢性的な疲労状態が起こることを**慢性疲労**という。

肉体的または精神的疲労、局所的または全身的疲労が慢性的に続き、疲労回復が不十分な生活の中で、私的な家庭生活あるいは体外的な社会生活上の無理、および勤労生活上の不適応が重ねられると**疲労蓄積**の状態に陥る。

私的な家庭生活における疲労発生の要因としては、睡眠不足、食事の不規則、運動不足、レジャー不足、趣味不足、嗜好品偏重、性的不満、肉親不和、姻戚不和関係などが挙げられる。

対外的な社会生活では、近隣付き合い、居住環境、所属団体、政治活動、公租公課、交通事情、金銭貸借、人間関係などがある。

勤労生活においては、勤務態勢（職制、職務内容など）、作業態勢（作業密度、作業時間など）、勤務環境態勢（物理化学的環境、人間的環境など）などが主体となる。

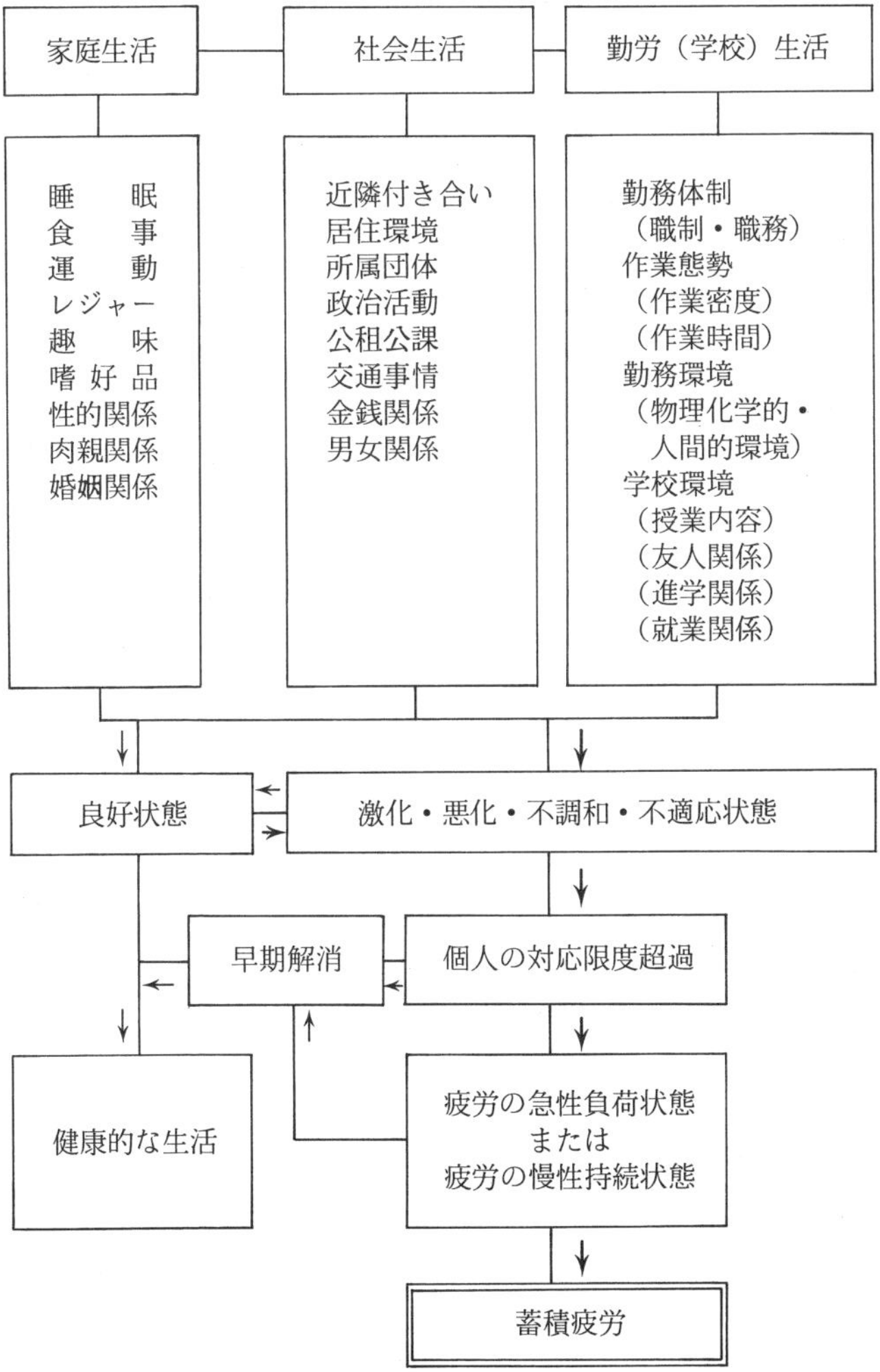

図32　蓄積疲労の発生

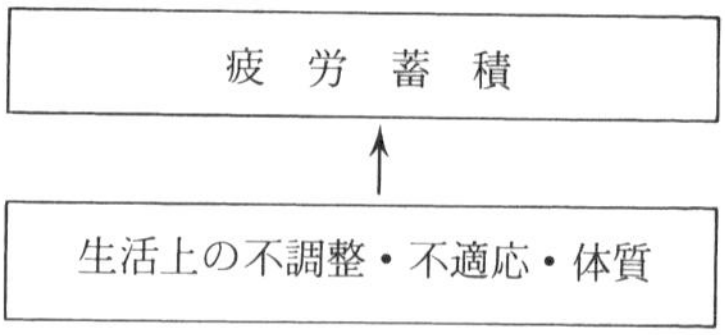

図33　突然死への第六段階

これらの疲労要因が慢性的に、または個人の対応限度以上に急激に負荷された場合には図32のように疲労蓄積が発生する。

ここでいう個人の対応限度とは、基礎体力、健康状態（肉体的・精神的）、性格、経験などによる対応能力範囲をいい、疲労要因に対する抵抗力の強弱を意味し、個人の生理的体質および資質または社会的適応と大きな関係をもっている。

逆行的分析の最終段階に当る過程を図33に示した。

10 突然死への進行過程

突然死の進行過程を逆行的分析法によって考えてみた。そしてその各段階を接続し、原因から結果へと順行的な並べ方に変更してみると図34のようになった。

突然死の全容はいま始めて姿を現したのである。はたして、このプロセスの解明が「突然死の謎解き」になるのかどうか、読者各位のご批判を仰ぎたい。

平成元年時点での文献的考察であるから、本書が出版される頃には、更に多くの事実が判明されているに違いない。日進月歩の医学では、こうした一つの解明作業は、次の解明作業の足場にしか過ぎない。しかし、こうした結果が、他の問題の謎解きにとって時に有用なことがある。人体の謎は、まだまだ深いので、なにかに役立つことがあるかもしれない。

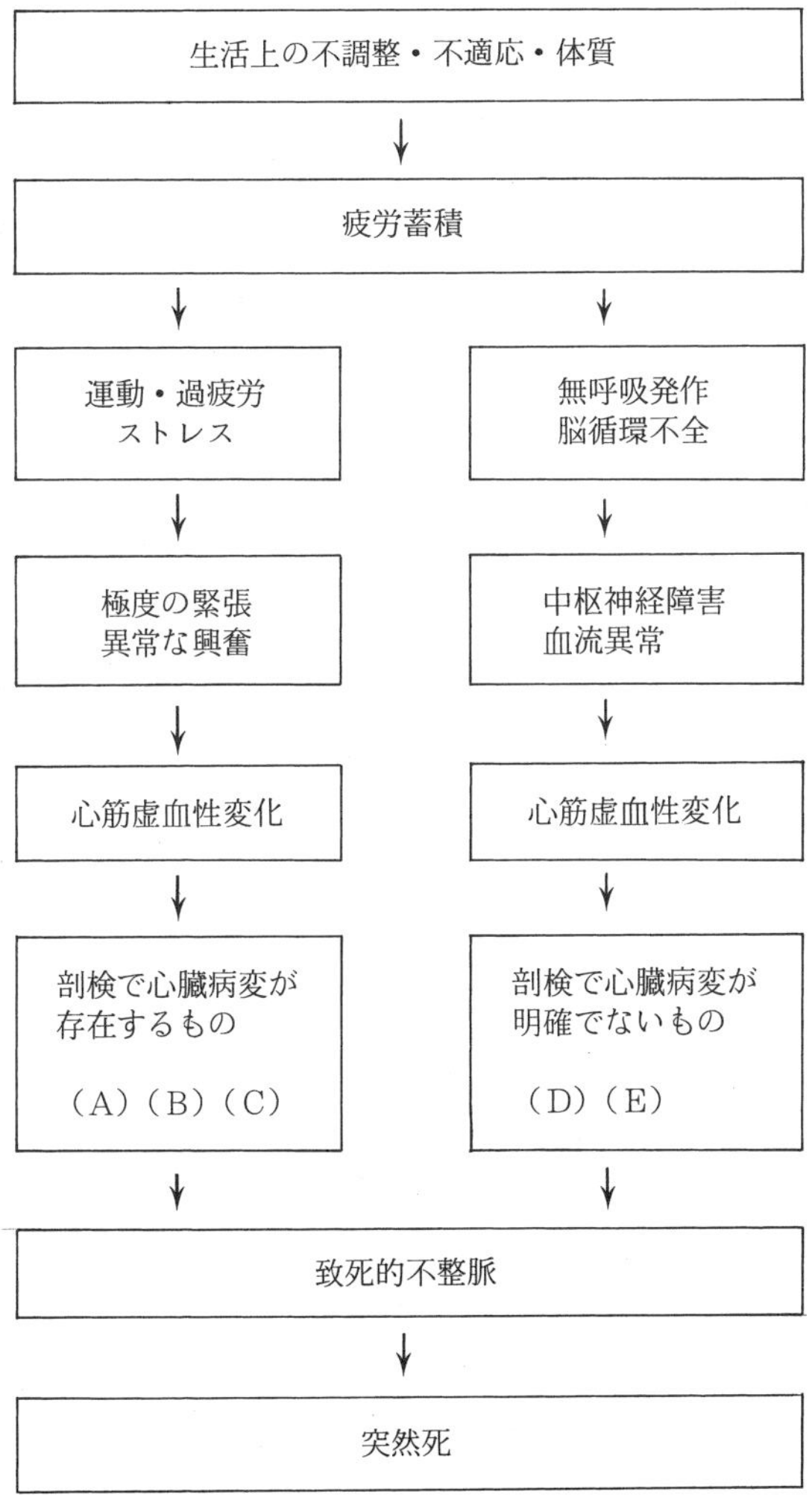

図34　突然死への進行過程

11　突然死発症を究明する手がかり（病理的検索の紹介）

既往歴がなく従来の健康診断において特に異常所見を認められていない健康者と考えられていた人の突然死がどのように発症するかということは、多くの医学研究者にとって大きな謎であり、それを究明してみたいという研究心をかきたてる問題でもある。それは医学常識的に考えてみると、多くの症例の突然死発症経緯からみて、心臓刺激伝導システムの障害に的が絞られてくることは自然の成り行きであろう。従って、各国の多くの病理学者による突然死者の心臓刺激伝導系病理研究報告が行われている。そこで、この点について記述された二三の論文を紹介してみたい。

（一）突然死した若年運動家の心臓刺激伝導システム異常

ガエタノ・シエネ博士（Gaetano Thiene MD）らによるイタリア・ミラノのパヅア大学病理学教室組織学研究室の報告によると、生前の心電図検査では全く異常が認められないで突然死した若者三名の、心臓刺激伝導系組織を連続切片とした検索方法によって、それぞれに極く微小な先天的奇形の存在または後天的な軽微な病変と、突然死発生との関与が考えられる刺激伝導系繊維組織の僅かな病理的変化を認めている。

（二）岡田了三博士は、『Japanese Circulation Journal』四十七巻において心臓性突然死した三十五例の剖検事例における刺激伝導系の病理組織学を報告している。この病理組織検索は、刺激伝導系について連続切片法（Lev's法）を用いて行われた。それらの事例の中でで、ＡＶ結節と呼ばれる伝導経路動脈の奇形および肥大を認めた。

この他、冠状動脈の発育不全の存在、洞結節動脈の狭窄の存在、右心室形成不全など刺激伝導系に関連する心筋異常の存在等が報告されている。

また、一般的に行われている心臓健診で正常とされている成年スポーツマンに突然死が発生することがある。突然死原因については死後の病理学的検索の結果、不整脈源性右室異形成、右室不整脈源性心筋症、孤立性心筋繊維症などと診断される症例がある。右室筋肉異常について病態生理学的メカニズムとして遺伝家族的素因、心室壁細胞の繊維脂肪変性、異常免疫応答にかかわる疲弊した心筋炎（burned out myocarditis ; Fontane G et al）などの形態学的病変が存在しているところに電気生理学的なアクシデントが加わって致死的な不整脈が発症していることが考えられている。

(三) 房室結節の脂肪沈着

岡田了三博士は、『臨床と研究』六十四巻六号において、突然死した三十歳女性薬剤師の剖検による病理学的検索の中で、心臓刺激伝導系の連続切片による精査を行った。その結果、左脚に小さな経過数日の巣状心筋炎の所見を発見した。これは心室細動などの重篤な不整脈を誘発させるものと推定できると述べている。更に、洞結節に中等度の脂肪浸潤があり、洞結節動脈に中膜肥厚を認めている。この洞結節動脈周囲には自律神経末端が豊富であることから自律神経の異常興奮、バランス失調が反応性に中膜を刺激して不整脈を惹起することも想定できるとしている。また、心筋炎を発症させたウイルスが自律神経を犯して異常な神経緊張状態を招いたとも想定できるとしていることは大変興味深い仮定である。

同博士の病理学的研究によれば、心室壁のプルキンエ細胞の変性とその細胞網を取り囲む形の心内膜下繊維症、房室結節動脈の欠損または低形成などの存在により、この動脈壁に分布すべき自律神経末端からの反応性が不足するため自律神経トーヌス興奮持続による自己障害性心筋病変、バランス失調、カテコールアミン放出などによる感受性増加などが致死的不整脈の発症に関与している可能性を示唆している。

12　突然死発症の謎を解明するキーポイント

一、健常者と見られていた人の突然死の原因は、小さな身体要因の存在と僅かな機能異常の発生の重なりにあった。（房室結節の脂肪沈着、M細胞の興奮、電解質異常など）

二、睡眠と自律神経変調の関与が重要なポイント。

三、多様なストレスの影響が悪化要因となる。

四、生活上のイベントが誘因となる。（タバコ、アルコール飲料、悪夢、睡眠時の酸欠など）

突然死予防の箴言(7)

(1) アルコール飲料を飲むべからず。
(2) 鼻で呼吸せよ。
(3) 窓を開放して睡眠せよ。
(4) 多量の飲食をなすなかれ。
(5) 欲するものを食すべし。
(6) よく嚙むべし。
(7) 歯を清潔にせよ。
(8) 毎日運動せよ。
(9) 笑う機会をとらえよ。
(10) 紙巻タバコは大害あり。

イギリス・フレチャー医師

VII 突然死の予防

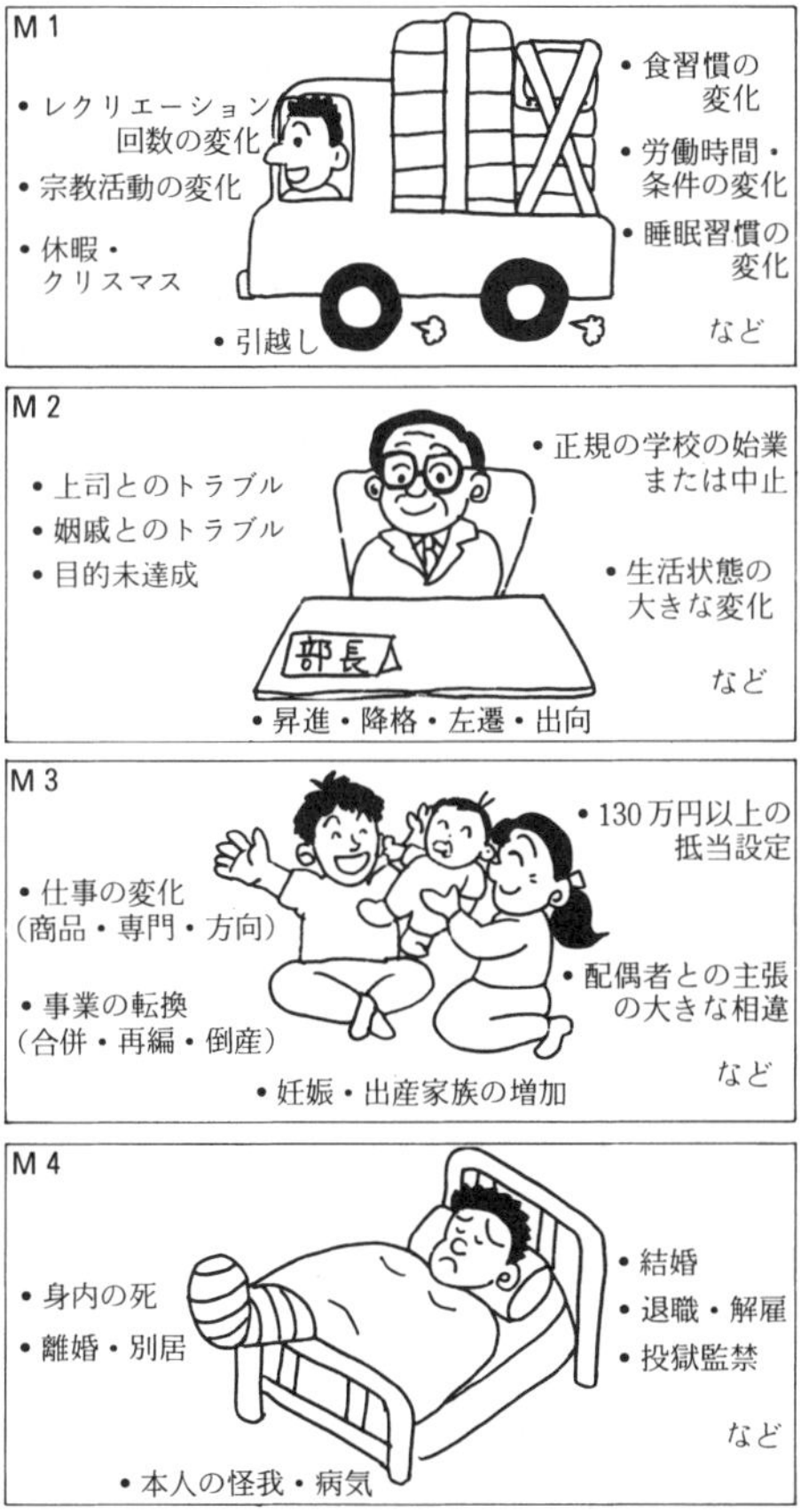

ホームズ・ラーエのスケールによる社会生活におけるストレスレベル
（M＝マグニチュード）

ようやく突然死に至る道筋が見渡せるところまで辿り着いた。さあ次はどこかで、この不幸な街道を遮断してしまわなければならない。そして一人でも多く生へのUターンを可能にしたい。

突然死は最初の助走期間は別として、ある時点から極めて短時間にこの街道を進み、終りの頃は全速力で死というゴールに到達してしまう。

この死への直線コースを、生へのマラソンコースに変えるには、どこを折り返し点にできるだろうか。

そこでコースの要所要所を丹念に検討した結果、二カ所の重要なポイントを発見した。

全体のコースをみると、一つの別れ道と一つの合流点がある。別れ道は、疲労蓄積から運動・過疲労・ストレスへの街道、および疲労蓄積から無呼吸発作・脳循環不全への街道である。また合流点は、剖検で心臓病変が存在するものの街道と、剖検で心臓病変が明確でないものの街道が合流する致死的不整脈の辻である（この別れと合流を考え出すことに大変骨が折れる時を費した。問題解決のために、宮本武蔵が二刀流を編み出したのもこんな心境ではなかったろうか、などと思ったりした）。

結論的に突然死防止のため、戦略的に大変重要なこの二カ所の前後に折り返し点を設定する必要があると考えた。

まず緊急を要する一次的な折り返し点の設置は、致死的不整脈の場所である。ここでは突然死犠牲者の救助を司る人々と、その機関が生へのUターンを担当する。次の二次的な折り返し点の設置は、突然死発生の引き金となる疲労蓄積の場所である。ここでは疲労蓄積状態をチェックする人々と健診機関が突然死街道への通行を阻止する関所となる。

次に、それぞれ具体的な手段について述べてみよう。

ことわっておかなければならないが、本書でいう突然死は、発症から死亡までの経過が極めて短時間で、剖検によって他の主要臓器に変化がなく、心臓病変の認められるケースと、心臓病変の明確でないケースとを主体にしている。つまり死亡分類では、心臓性突然死に相当するものであるが、脳障害による突然死についても既に脳卒中および突然死の謎解きのところで述べたように最終的には心臓死となるわけで、緊急措置、予防措置にはそう大差があるわけではない。従って、それらも含めて述べているものと受け取ってもらいたい。

序　突然死のリスクを減少するキーポイント

一、包括的リスクの減少。
二、喫煙者には完全な喫煙中止。
三、身体活動の設定。（最低目標の実行）
四、血圧・脂質のコントロール。
五、動脈劣化防衛栄養素の摂取。（抗酸化物質の摂取）
六、ストレスマネージメント。
七、ハイリスク者への積極的介入。
八、ドラッグマネージメント。（戦略的ドラッグセレクション）
九、家族的遺伝子リスクからの減免。

1　生へのUターン

(1)　突然死救助のための救急体制確立

アメリカのマイアミ市救急隊が一九八〇年に報告した記録によると、三年間にわたる入院前心拍停止患者三五二例についての救急活動ケースでは、初期回復措置を施された一九％の患者が生存退院している。

このリポートの症例は、いずれも完備された救急システムと、訓練された救急隊員の救急行動によって取り扱われたものであるが、日本の救急医療行動結果にくらべてかなり高い救命率である。

前掲の、**図13**でみると、救命率の高かったのは致死的不整脈のうちでも心室細動であった。初期接触から救急隊員によって生命徴候の認定、心肺蘇生術の実施、救急心電図の判定、除細動処置、必要薬物の投与など、一連の救急医療行為が行われた結果においての好成績であろう。

救急チームは、救急車内において救急病院に待機中のドクターと常時交信することができ、患者の変化に対応した処置がとられる。

日本においても、呼吸、循環不全に陥った重症患者に対しての救急活動のあり方が専門機関によって検討され、近く救急隊員の救急処置行動が拡大されるようになる見通しである。

これまでは初期救急処置においての救急隊員の医療行為が制限されていたため、呼吸不全患者への器具を用いた気道確保、心停止患者への電気ショック機の使用などができなかった。心室細動患者への直流除細動法による処置などが行われていたならば、おそらく救命率はかなり上がっていたに違いない。

今後、救急隊員により致死的不整脈患者への早期蘇生術を実施しながら医療機関への搬送が行えるならば、突然死のゴールに至らずに、生へのUターンが可能となるケースは大変多くなるだろう。

こうした意味から、救急隊員に対する高度な救急医学教育が必要となり、救急隊員の教育訓練施設の設置、救急技能審査制度の導入および救急看護士などの身分制度確立などが早期になされなければならない。

一般社会において突然死救助についての知識普及も大変重要である。

アメリカの多くの街では急に倒れた人が発生した場合、近くに居合わせた人がすぐその人の呼吸や脈を診ることをちゅうちょしない。その人の脈が触れず心臓の拍動が停止しているように感じたならば、救急車を手配する人と、その人への心肺蘇生術（87頁参照）を行う人とに分かれ、すぐさま救助行動を起こすことがほぼ常識となっている。

この点、日本ではなかなか難しく、同行者がいても救急処置がすぐ行われないのが実情である。

救急処置法はすでに低学年から学校で教育されなければならないが、社会人に対して水難救助と同じように救急処置についての常識をもっと向上させる機会をつくり、現在の状況を改善させることに力を注ぐことが必要であろう。

(2)　致死的不整脈の発生防止

致死的不整脈の発生が突然死への第一段階であることは図26の説明の通りである。またその致死的不整脈が発生するプロセスは図27、図28で示したように二通りのコースが合流している。

第一のコースは、剖検で心臓病変が存在する場合の発生経路で、第二のコースは、剖検で心臓病変が明確でないものの発生経路である。

虚血性心疾患、心筋炎、心筋症、心臓刺激伝導障害などすでに加療中の場合には、危険な不整脈の発見とその治療が可能である。

しかし、生活上ほぼ健康状態にある場合、第一のコースを辿るグループの中では、高年齢者に多い冠動脈硬化性病変があるケース(B)のように、健康診断で検出され得る場合をのぞいては通常検査範囲での疾病発見が概して困難である。健康者で第二のコースを辿るグループなどは、通常検査による病変の発見はほとんどできない。

先に致死的不整脈の発生は、心筋虚血性変化の発生によってうながされることを第三段階で述べ図29に示した。この場合ではそこで図示したそれぞれ直前の要因が大きな意味をもってくることになる。

言いかえれば、致死的不整脈発生を予知するためには、第一のコースでは極度の緊張・異常な興奮において前兆症状を探知する必要があり、第二のコースでは中枢神経障害・血流異常の発生を事前に検知しなければならない。

危険な不整脈といわれる重症な心室性期外収縮の発生には、しばしば先行する多様な心室期外収縮が認められる。その状況をホルター心電図法(二十四時間持続記録心電図)によって発見できることも少なくない。

既に虚血性心疾患がある場合には、特にこの方法によって重症度を決定し、事前に致死的不整脈発生の予防的治療が可能である。

アメリカではさらに進んで、致死的不整脈を治療できる自動式体外除細動器が開発され実用化されている。前胸部に大きな接着面をもつ電極を装着して心電図モニターを内蔵させ、致死的不整脈を鑑別してモニターディスプレイ上に表示したのち、除細動装置が可働するようにセットされる。術者はボタンを押すだけで除細動が行われる。

近年、アメリカを中心に救急蘇生法指針が改定され、心肺停止の状態で倒れている人に遭遇した場合には、一般市民が緊急に行うことができる一次救命措置として、心肺蘇生による気道確保および自動体外式除細動器（AED：automated external defibrillator）を用いた心室細動に対する救急措置が行われるようになった。

わが国においてもこのような世界の情勢を受けて、2005年9月22日に日本版救急蘇生ガイドライン策定小委員会が発足し、「国際コンセンサス2005」に基づく日本版救急蘇生ガイドラインが日本救急医療財団のホームページ（http://www.qqzaidan.jp/qqsosei/index.htm）に公開された。

心肺停止者または心肺停止が切迫している人を救命する手段は、（一）迅速な通報、（二）迅速な心肺蘇生、（三）迅速な除細動、（四）二次救命措置であり、「救命の連鎖」と呼ばれている。これらの措置において、救急蘇生ガイドライン改定では、措置を行う対象者を「市民」と「日常的に蘇生を行う者」とに分類し、専門的知識のない市民でも蘇生措置を容易に行うことが出来るように策定されている。

心室細動、無脈性心室頻脈等のいわゆる致死的不整脈に対する救急措置は、自動体外式除細動器（AED）の開発により急速に進歩した。AEDは、心電図を自動的に解析し、適切なエネルギーの電気ショックを自動的に与えることができる。そのために必要な心電図解析用コンピューターと電気ショック発生の機械部分および粘着式電極（電極パッド）を備え、発声装置の誘導により手順が行われ、市民や蘇生に従事する機会の少ない医療従事者などが容易に使用することが出来る。従って、現在、人が多く集まる場所へのAED配備設置が進められている。

他に心臓カテーテル法より心室の電気的刺激を行い、その期外収縮発生状態から重症な期外収縮発生を予知する方法も開発されている。

問題は、一見健康に見える人たちに対する心臓検査である。自覚症状のないこれらの人々を、どのようにして特殊心臓検査を実施したらよいであろうか。

一つの方法は、心臓検診を一定時期に行う条件で特別好条件の年金給付をする心臓年金や、心臓保険が考えられるが、まだ実施されるまでには至らない。

ある地方自治体では地域医師会の協力の下に、成人病予防健診にホルター心電計検査を取り入れてその検査料を負担している。特に学童については、学校検診で心臓異常が疑われる全員に対して無料ホルター心電計検査を実施、心臓性突然死の発生防止に役立てている。

このように国、地方自治体、地域医療機関および地域住民が一体となって心臓性突然死の防止に立ち上がることが大切である。

第一のコース・第二のコースについて、事前に心筋虚血性変化発生の危険予知を行うとすれば、小型ホルダー心電計を装着し、テレメーターによる常時心電図モニタリングが考えられる。しかし、日常健康的生活を送っている場合にとうてい実行できることではない。

従って、現在のところ健康人に対しては、年齢に応じて**定期的に心臓健診**を実施する以外に良い方法はない。一般住民に対して心臓健診を受診する機会を増やし、心臓の機能的検査を通じて先天的後天的異常を積極的に発見することである。

　このようにして発見された心臓異常について、地域医療機関で定期的に心臓機能をチェックし、家庭医、産業医によって心臓管理を行い生活指導をして行くことが望ましい。

　特に虚血性心疾患患者については、その治療とフォローの上で致死的不整脈発生防止を行うことが、突然死を防ぐために最も重要である。

2　突然死街道への通行止め

　疲労蓄積のコンディションで、運動、過疲労、ストレス状態に突入すると、突然死街道へまっしぐらに進むコースが続いている。また、同じコンディションでの睡眠では、夜の恐怖といわれる夢魔に襲われてポックリ病やバゴオンが待っている。

　本来は疲労蓄積にならないよう努力するのが一番であるが、人間生活にはいろいろな事情が起こり、好むところではないが疲労が重ねられて行く。そこで、疲労蓄積の状態から先への通行を遮断して、突然死への進行を阻止しなければならない。

(1) 疲労徴候の出現と対策

疲労蓄積は結果として体調を悪くする。体調不良の起こり方には個人の性格、体質などが深くかかわり、持って生まれた先天的虚弱部、ストレス対応力などが強く影響する。

体調不良を測定する方法には、自覚的症状調査、心理的機能検査、生理的機能検査、生化学的検査、作業態様や作業強度の分析、生活行動調査などがある。しかし、日常生活では体調不良についての調査や検査が行われる機会はほとんどないのに等しい。

従って、生活上体調不良によって生じる神経系や内分泌系の乱れを非機械的にどのようにしてキャッチするかが問題である。

体調不良が、生理的に表される自覚的症状と他覚的症状とは大きな目安となるが、これにも個人差があって症状顕在型と非顕在型とに別れる。

自覚的他覚的症状顕在型は、不眠、目の疲れ、意欲低下、へばり感、だるい、イライラ、居眠り、食欲低下、便秘、下痢、頭痛、首肩こり、手足のしびれ、めまい、耳鳴り、息切れ、どうき、胸痛、冷汗などの症状を訴え、顔色不良、不機嫌、無口、不活発、無気力、ふるえ、自然休息、能率低下、作業離脱などがみられるようになる。

これらの症状は突然死の前兆症状として大変重要である。

自覚的他覚的症状の非潜在型は、こうした症状を感じないか、または少なく、そして人にもわからない。

症状顕在型は、これらの症状を過疲労警告として受け取り、自他共に注意することができるが、非顕在型では、一見健康的に見えるので注意できないことが多い。つまりブレーキをかけるチャンスがなかなかつかめないのである。

疲労現象がわからず、適切な休養あるいは治療によって疲労回復が行われない場合には、蓄積疲労の関所を破り一歩一歩突然死街道を進んで行くことになるわけである。

蓄積疲労からの進行道程は**図35**のように示した。

では蓄積疲労の関所破りはどのように阻止できるのであろうか。

「疲れたら休め」と昔からいわれてきた。**休養が最大の回復効果**をもたらすことを知っていたのであろう。人間は高等な仕組みの生きた機械である。動かし続ければいつかは壊れる。適当に休ませて油をさす必要がある。休み方に決まった方法はない。その人にとって身体や神経が一番楽になるようにすればよい。

眠ることは疲れを回復させる良い手段であるが、時間的に長く眠ることが疲労回復に効果があるというわけではない。たとえ車中のとろとろした居眠りでも気分がすっきりすることは誰でも経験する。ただし、先に述べたように居眠りばかり出てくるのは疲れている証拠でもある。

早寝早起きが最良のパターンであることに今も昔も変わりはない。その結果、一晩ゆっくり

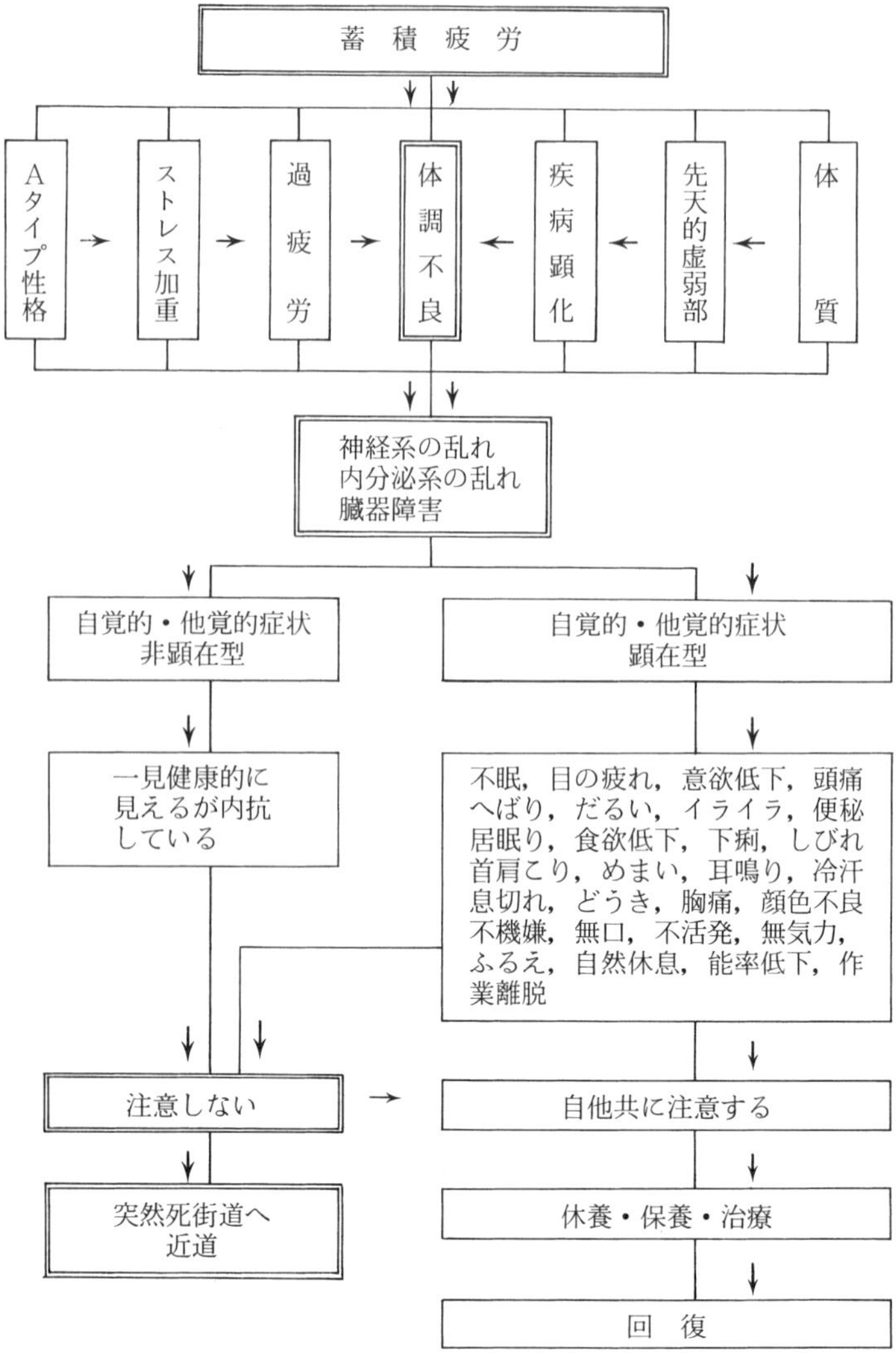
蓄　積　疲　労
Aタイプ性格
ストレス加重
過　疲　労
体　調　不　良
疾　病　顕　化
先天的虚弱部
体　質
神経系の乱れ
内分泌系の乱れ
臓器障害
自覚的・他覚的症状
非顕在型
自覚的・他覚的症状
顕在型
一見健康的に
見えるが内抗
している
不眠，目の疲れ，意欲低下，頭痛
へばり，だるい，イライラ，便秘
居眠り，食欲低下，下痢，しびれ
首肩こり，めまい，耳鳴り，冷汗
息切れ，どうき，胸痛，顔色不良
不機嫌，無口，不活発，無気力，
ふるえ，自然休息，能率低下，作
業離脱
注意しない
自他共に注意する
突然死街道へ
近道
休養・保養・治療
回　復

図35　蓄積疲労の展開

寝ても、疲れが翌朝に残る場合は疲労蓄積のある症状である。

かなり以前になるが「ケ・セラ・セラ」という歌が唱われた。「なるようにしかならない」という意味があるらしい。あまりやけくそになるのを勧めるわけではないが、人生はどう転んだところで束の間の出来事である。物事が思ったように行かなくても、まあどうにかなるさというところが必要であろう。いつも楽天的に考える方が長生きするようである。何か心にかかるものがある時でも、いつもケ・セラ・セラと生きたいものである。

最近の世相では、自分の裁量で無料でリラックスすることが難しい。家庭、交通、職場、趣味のいずれにも、自分以外の人間や金銭を意識しない時間を持つということはとうてい不可能である。それだけ人間が沢山いて、僅かなリラクゼーションを得るにも、人間とお金に左右されることが多いことは事実である。

しかし、一人の人間として心身のリラックスを獲得するには、ただ眠ること以外にどのようにすればよいのであろうか。

酒、タバコ、コーヒーにはある程度、気分転換に有用な薬物的作用があり、一次的な気分爽快感を与えてくれるが、そのために量を越して身体に有害な場合もある。

テレビ、ビデオは目が疲れ、カラオケは近隣への騒音が心配になるし、釣り、山歩き、スポーツ、旅行などもよいが時間と天候に左右されることが多い。園芸、陶芸、音楽、お茶、お花、踊り、美術工芸、書画骨董などはだれにでもできることではない。食べ歩きはカロリー過剰で肥満が心配になる。

　現代人にとって積極的な休息をとること、適当な趣味をもつことがいかに必要であるかということは、判っているが現実になかなかできない理由は以上の通りで、時間とお金が先に立たなくてはかなえられない。

　こうした社会においてはリラクゼーションにますます自分の裁量とお金が必要になってくるが、低料金で自然の中にリラクゼーションを求めることも全くできないわけではない。

　近年、日本にも**クアハスという温泉**を利用した保養と健康づくりの低料金の施設ができて来ている。いわば近代的な湯治場である。

　日本は**温泉**の宝庫であるからこれをもっと利用しない手はない。温泉は日本の低位地、中位地、高位地のいずれにも湧き出ている。四季と気候条件を考えて身近な温泉地へでかけ、大いに自然を満喫することを勧めたい。家族、友人と共に、あるいは誰にも気兼ねなく、ひとりで行くのも良いであろう。快適な自然環境で気分転換をはかり、地方の人の温かさに触れ、土地でとれる食べ物に舌を養い、温泉地で心身をいやすことは、近代社会生活に疲れた人にとって十分に精神的・肉体的な休養となることは疑いない。

(2) 過疲労の元凶を知る

蓄積疲労の展開図（**図35**）でみるように、体調不良を起こさせる直接的原因は、もって生まれた体質からくる**疾病顕化**と、Aタイプ性格も影響する**過疲労**である。先天的体質はすでに身についているもので仕方がない面もあるが、過疲労は避けることもできる。

「敵を知り己を知る者は、百戦危うからず」という。過疲労の元凶を知ることは、突然死回避作戦にとって大変有利なはずである。

以前は、過疲労は**筋肉疲労**であった。しかし近代社会においての過疲労は**精神疲労**に変わっている。つまりストレス加重によるものである。

ストレスを簡単に言いかえれば、自分の回りから降りかかってくる目に見えない圧力のようなものである。自分がその圧力に気付いていることも、また全然気付いていないこともある。

人間にはその圧力をうまくいなしているタイプと、圧力に抵抗して絶えず反発し続けるタイプとあるが、反発し続けていると一部の生理機能が元に戻らなくなってしまう性質がある。たとえばラグビーボールを転がすように転々となり、丸いボールのもつ全面的適応性を失う。その結果、軌道はじぐざぐとなり調整不能となる。

ストレスが原因で起こる過疲労や病気はこのようなからだの不調整、不適応の状態から生じてくる。

圧力をいなすタイプはむしろ圧力を自分のために有利に使っている。圧力を受けたところでは、弾力的にへこんで、ボールのように跳ね返るエネルギーとして利用してしまう。つまり圧力を活力に変えているわけである。

人間には外圧に正面から取り組み、その圧力に打ち勝とうとして抵抗するエネルギーがあるが、それを沢山消費してしまえば、当然自分の活力は減り、いつかは抵抗力を失ってしまう。

しかし、ストレスという外圧を自分はいまどの程度受けているのか、また内側からはどの程度抵抗しているのであろうか。それがよくわからなければストレス外圧をいなす作戦もうまくゆかないであろう。

一九六七年に、アメリカ・ワシントン大学のトーマス・H・ホームズおよびリチャード・H・ラーエ両博士が発表した「社会再調整評価基準」は、自分がいまどのようなストレスを受けているかということを、よく理解できるように考案されている。

原文に挙げられている生活上の出来事を、青年期、中高年期、老年期の生活年齢層に当てはめ、ストレスレベルを規模別に並べて四組にまとめた。一般の生活者にとってストレス圧力の一番強いグループをマグニチュード四（M４）とし、以下はM３、M２、M１と順次弱くなっていく。

それは図36のようになるが、ちょうど地震の強さと同じように考えればよい。またいっそう

図36　ホームズ・ラーエのスケールによる社会生活におけるストレスレベル

（M＝マグニチュード）

ストレスレベル 生活年齢層		生活の出来事 青年期	中高年期	老年期
M4	1		配偶者の死	
	2	離婚		
	3	配偶者との別離，	別居	
	4		投獄監禁，病院・養老院などへの収容	
	5		近身者の死	
	6	本人の怪我，	本人の病気	
	7	結婚		
	8		仕事からの解雇	
	9	［配偶者との調停・和解］		
	10		本業からの退職・引退	

ストレスレベル 生活年齢層		生活の出来事 青年期	中高年期	老年期
M3	11		家族の行動・健康における大きな変化	
	12	妊娠		
	13		性行為障害	
	14		家族の増加（出産・養子・老人転入）	
	15		事業の転換（合併・再編・倒産）	
	16	財政上の大きな変化（大変悪い，大変良い）		
	17		親友の死	
	18	仕事のさまざまな変化（商品・専門・方向）		
	19	配偶者との主張の大きな相違（子育て・習慣）		
	20	130万円以上の抵当設定（家の購入・事業）		

ストレスレベル		生活の出来事
生活年齢層		青年期 / 中高年期 / 老年期
M2	21	抵当の請け戻し権喪失（金銭損失）
	22	仕事での責任の大きな変化（昇進・降格・左遷・出向）
	23	息子・娘の家離れ（結婚・通学）
	24	姻戚とのトラブル
	25	本人の目的未達成（学校・事業・芸術芸能
	26	妻の家庭外の仕事の始まりまたは中止
	27	正規の学校の始業または中止
	28	生活状態の大きな変化（新居建築・改造・環境悪化）
	29	個人的習慣の変容
	30	上司とのトラブル

ストレスレベル		生活の出来事
生活年齢層		青年期 / 中高年期 / 老年期
M1	31	労働時間または労働条件の大きな変化
	32	住所の変更
	33	新しい学校への転校
	34	リクリエーション回数・様式の大きな変化
	35	宗教活動の大きな変化（多い・少ない）
	36	社会活動の大きな変化（多い・少ない）
	37	130万円以下のローンまたは抵当設定（車・TV）
	38	睡眠習慣の大きな変化（多い・少ない）
	39	家族団結回数の大きな変化（多い・少ない）
	40	食習慣の大きな変化（多い・少ない）
	41	［休暇］
	42	［クリスマス］
	43	軽度な法違反（乗車券・交通規則）

［　］内は日本人の社会生活では基準外と考えられる

分かりやすいイラストを本章の扉に入れておいた。

この中にはアメリカ的生活イベントが少々あるが、自分に降りかかるストレスレベルを知る

表13　こんな症状が出たらご用心

＜ストレスチェックリスト＞
○印は初期に出やすい兆候
△印は後期に出やすい兆候

△①よく風邪をひくし，治りにくい
○②手足が冷たいことが多い
③手のひらや，わきの下に汗の出ることが多い
△④急に息苦しくなることがある
⑤どうきをうつことがある
⑥胸が痛くなることがある
○⑦頭がスッキリしない（頭が重い）
○⑧目がよく疲れる
⑨鼻づまりすることがある
○⑩目まいを感じることがある
○⑪立ちくらみしそうになる
⑫耳鳴りがすることがある
△⑬口の中があれたり，ただれたりすることがある
⑭のどが痛くなることが多い
△⑮舌が白くなっていることがある
△⑯好きなものでもあまり食べる気がしない
○⑰いつも食べものが胃にもたれるような気がする
△⑱腹がはったり，痛んだり，下痢や便秘をすることがよくある
○⑲肩がこりやすい
○⑳背中や腰が痛くなることがよくある
△㉑なかなか疲れがとれない
△㉒このごろ，体重が減った
△㉓何かするとすぐ疲れる
○㉔朝気持ちよく起きられないことがよくある
△㉕仕事をする気がおきない
㉖寝付きが悪い
○㉗夢を見ることが多い
△㉘深夜目が覚めたあとなかなか寝付けない
△㉙人と会うのがおっくうになった
△㉚ちょっとしたことでも腹がたったり，イライラしそうになることが多い

日大学部グループ（日経，昭62,11,27）

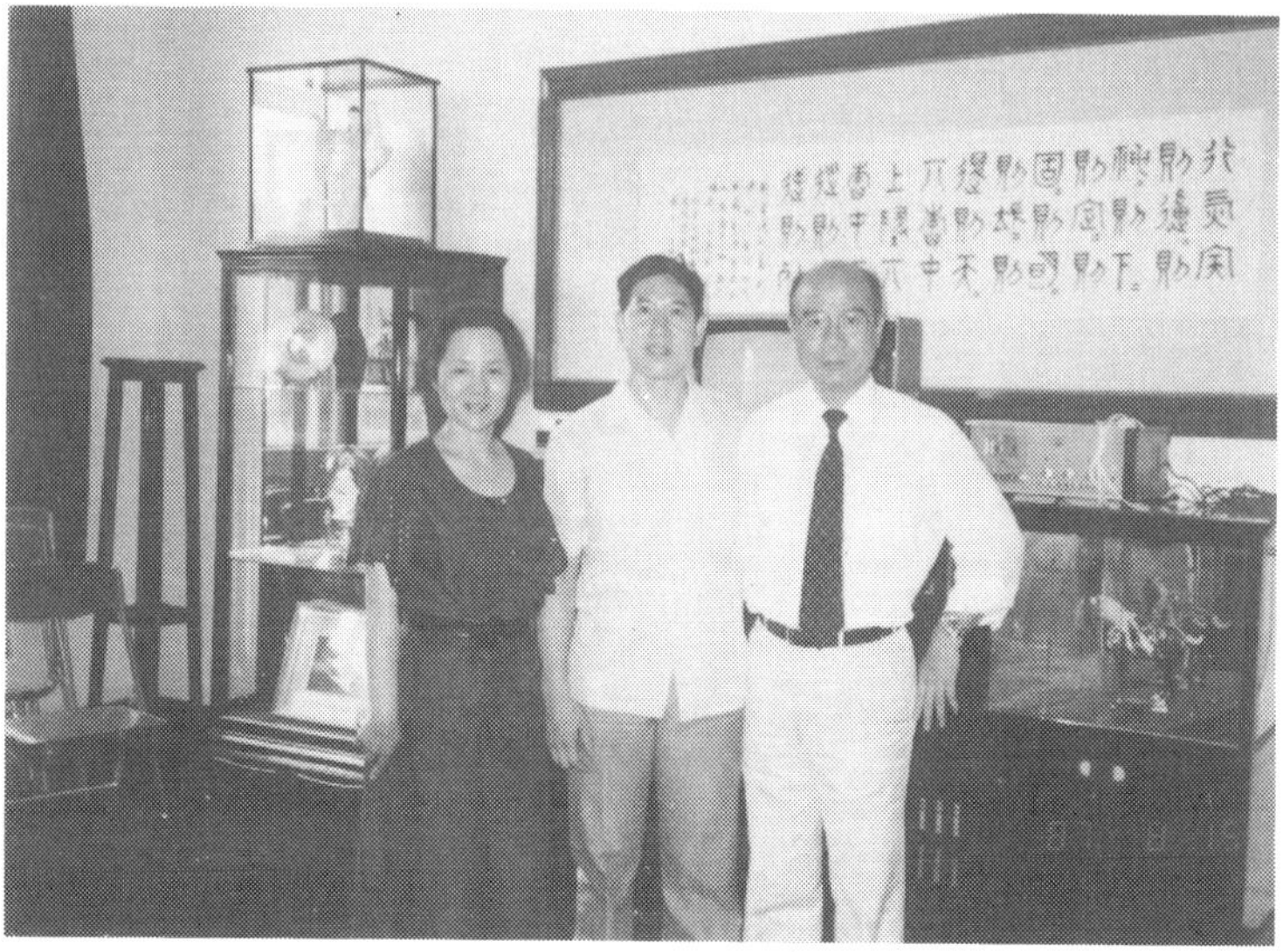

写真２　中央が林厚省気功医師，左右は著者と家内
1987年８月15日上海気功研究所にて撮影

のには大変参考になると思う。

そうしたストレス外圧に対して、自分はどのように立ち向かい、どのように反応しているのかを知ることは、己を知ることに通じる。

一九八七年、日本大学医学部グループ発表による「ストレス自己診断」（日大グループチェックリスト、昭和六十二年十一月二十七日・日本経済新聞掲載）は、ストレスに対する自己の反応の強弱を知るために大変有効である（日大グループチェックリスト**表13**を参照）。

次に、ストレスをどのようにしていなすかということである。

九州大学名誉教授・池見酉次郎博士が一九八九年三月十八日、日本医事新報（No.三三八六号）に発表した「ストレスの解消法」はこの問題に適切な回答をしている。

池見博士の方法は、**ドイツ式の自律訓練法**に**日本の禅**のポイント（調身・調息・調心）をとり入れた自己統制法で、一種のリラックス法である。その他、感情発散法、心理療法なども紹介している。

中国で古来から行われている「**気功法**」もストレス解消法として効果があるものと考える。筆者も数年前から、上海中医学院気功研究所を数回訪れて中国気功医師の林厚省博士に直接教授を受けたことがあるが、そこには日本から来ている直弟子が数人いた。いま日本にも気功法を実施している施設がかなりあるようである。

いずれにしてもストレス外圧をいなして活力とするためには、自分はストレスに打ち勝つのだという積極的な信念と行動が必要である。

参考文献や書籍を求めて研究することも必要だが、なにかのストレス解消法を体験するつもりで、実際の行動に移し試してみることがストレスをいなすための最初の手段であると思う。

Ⅷ　突然死対策の進展

おのれこそ　おのれの寄《よ》る辺《べ》
おのれをおきて　誰に寄る辺ぞ
よくととのえし　おのれこそ
まこと　得難き　寄る辺をぞ　得ん

ゴータマ・ブッダ

突然死予防の箴言(8)

1　突然死をめぐる社会の動き

本書が出版されてから現在まで、突然死についての各界の注目は著しく高まり、同様の内容を持った書籍、雑誌、新聞記事、テレビ特集、講演会などが、後から後から目白押しに増えてきている。このなかには著者自身も関与した雑誌記事、講演およびテレビ放映も少なくないが、いずれにしても社会の関心が高まり、突然死への対応が進展していくことは良いことであり、著者の出版当初の目的でもあった。

しかし、突然死をめぐるその後の社会の動きを捕捉してみると、著者の意図していた改善方向に進みつつあることは間違いのないところとしても、実際に突然死の犠牲者が増えている現状をどう考え、いかにするかということになる。

そこで、平成元年執筆時から今日までの社会の動き、本書に対する医学界および一般読者からの反応を整理し、あわせてその後の知見を紹介することにした。

それは、日進月歩の医学を基に、突然死の防止を呼びかけた本書の執筆者としての必然的行動であり、義務でもある。したがって本書は今後も、社会の進展にあわせて追補加筆していかなければならない運命を背負っているものである。

(1) 救急救命士の誕生

平成三年四月十八日、法律第三十六号として、第百二十回通常国会において救急救命士法が成立し、同年四月二十三日に公布された。以来日本における救急救命活動が、従来に比べて飛躍的に進展し、突然死救助率が高くなっていることは周知の通りである。同法の成立に当たって基礎的な役割を果たしたのは、本書の著者紹介をしていただいた故・大塚敏文博士(当時・日本医科大学・理事長)である。

本書の、Ⅶ　突然死の予防　(1)　突然死救助のための救急体制確立(231頁参照)において、本法制定の必要性について述べ、当時から積極的にそのPRを行っていたので、著者としても微力ながら、突然死防止のためにお役に立てたことを嬉しく思っている次第である。

(2) 医学界の反応

日本医師会は『日本医師会雑誌』(平成三年十一月一日発行)の特集で、突然死に関する問題を取り上げた。その編集内容はほとんど本書に類似したものであったが、当代一流の専門家を網羅していた点で、大変に権威があった。そのなかで、「突然死の機序と病態」の項を分担執筆していたのが富田喜文・高野照夫両博士で、両氏は偶然にも著者の大学の後輩であるが、互いに異なった分野で活動していたために残念ながら特に親交はなかった。

両氏は、心臓突然死の直接の原因を頻拍型心室性不整脈によるものが大部分であり、それらは単発の心室性期外収縮が引き金となっていることが多いと述べている。この見解は著者の論旨に反するものではなく、さらに、致死性の不整脈が虚血の発症から極めて短時間に招来する可能性があり、また突然死犠牲者の剖検心に心筋の急性変化所見が乏しい理由になっていることとも関連している点を同様に指摘している。ここで、本書に前述の著者の「突然死プロセスのまとめ」（図37）と、両氏の「心臓突然死における基礎疾患と変調因子の関係図」（図38）とを掲げさせていただいた。

『日本医師会雑誌』の突然死特集では、「不整脈と突然死」という項で東海大学医学部田辺晃久助教授の論文を掲載している。そこでは基礎疾患のある場合の心室性不整脈の中でも、急性心筋梗塞、心不全増悪、電解質異常などの心状態で特別に不安定な時期に生じた心室期外収縮が、最も致死性不整脈へと進展し、突然死に至りやすいことが述べられている。また、抗不整脈薬の長期使用と突然死の予防・発生についても論じられている。

同特集の中で、冒頭に「突然死は防げるか」という座談会記事が掲せてある。各分野で著

図37 突然死プロセスのまとめ

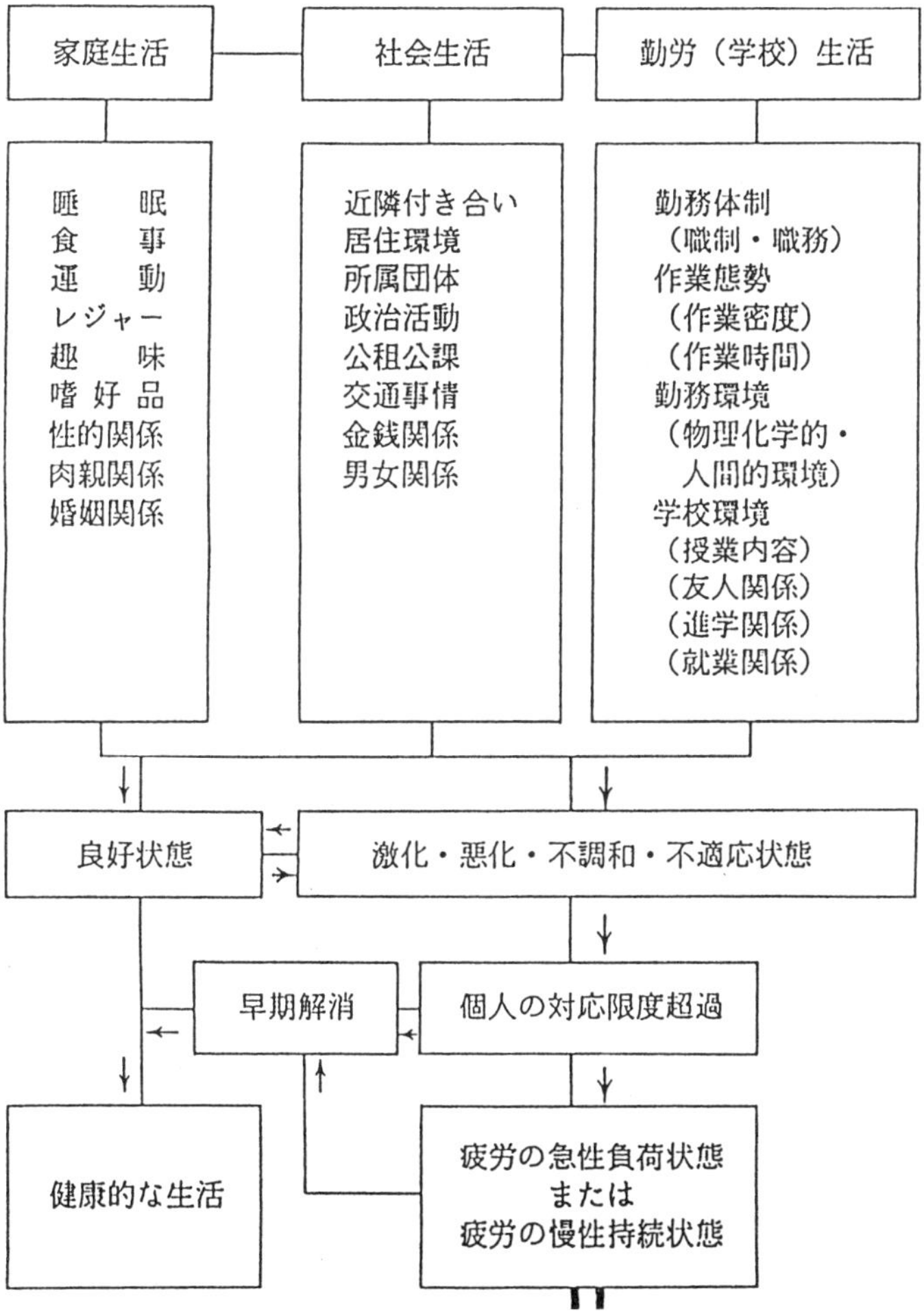
家庭生活
社会生活
勤労（学校）生活
睡　　眠
食　　事
運　　動
レジャー
趣　　味
嗜 好 品
性的関係
肉親関係
婚姻関係
近隣付き合い
居住環境
所属団体
政治活動
公租公課
交通事情
金銭関係
男女関係
勤務体制
（職制・職務）
作業態勢
（作業密度）
（作業時間）
勤務環境
（物理化学的・
人間的環境）
学校環境
（授業内容）
（友人関係）
（進学関係）
（就業関係）
良好状態
激化・悪化・不調和・不適応状態
早期解消
個人の対応限度超過
健康的な生活
疲労の急性負荷状態
または
疲労の慢性持続状態

（次頁へつづく）

（前頁から続く）

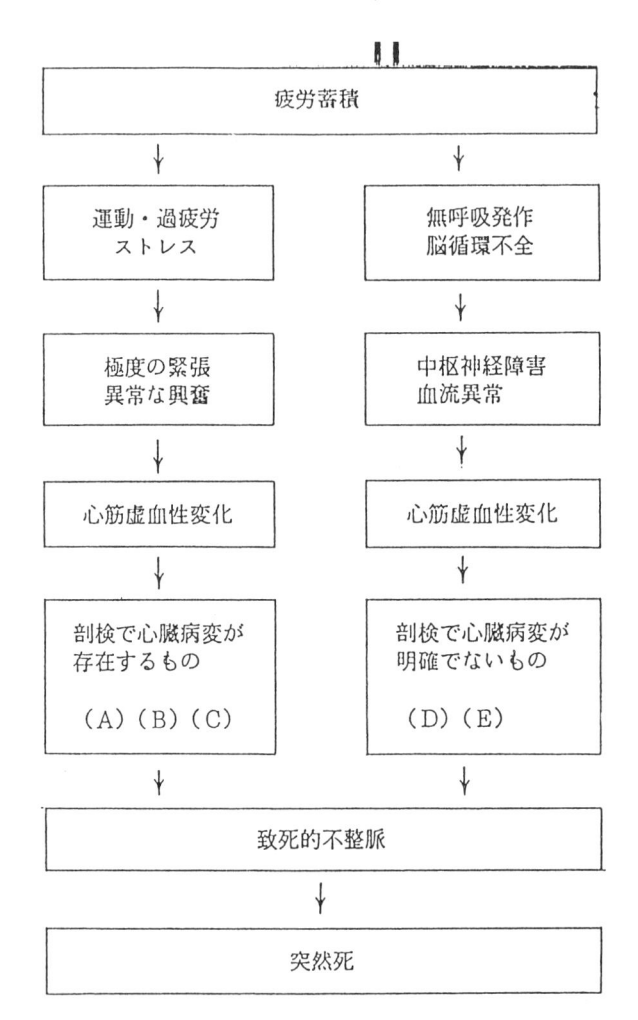

疲労蓄積
運動・過疲労
ストレス
無呼吸発作
脳循環不全
極度の緊張
異常な興奮
中枢神経障害
血流異常
心筋虚血性変化
心筋虚血性変化
剖検で心臓病変が
存在するもの
（A）（B）（C）
剖検で心臓病変が
明確でないもの
（D）（E）
致死的不整脈
突然死

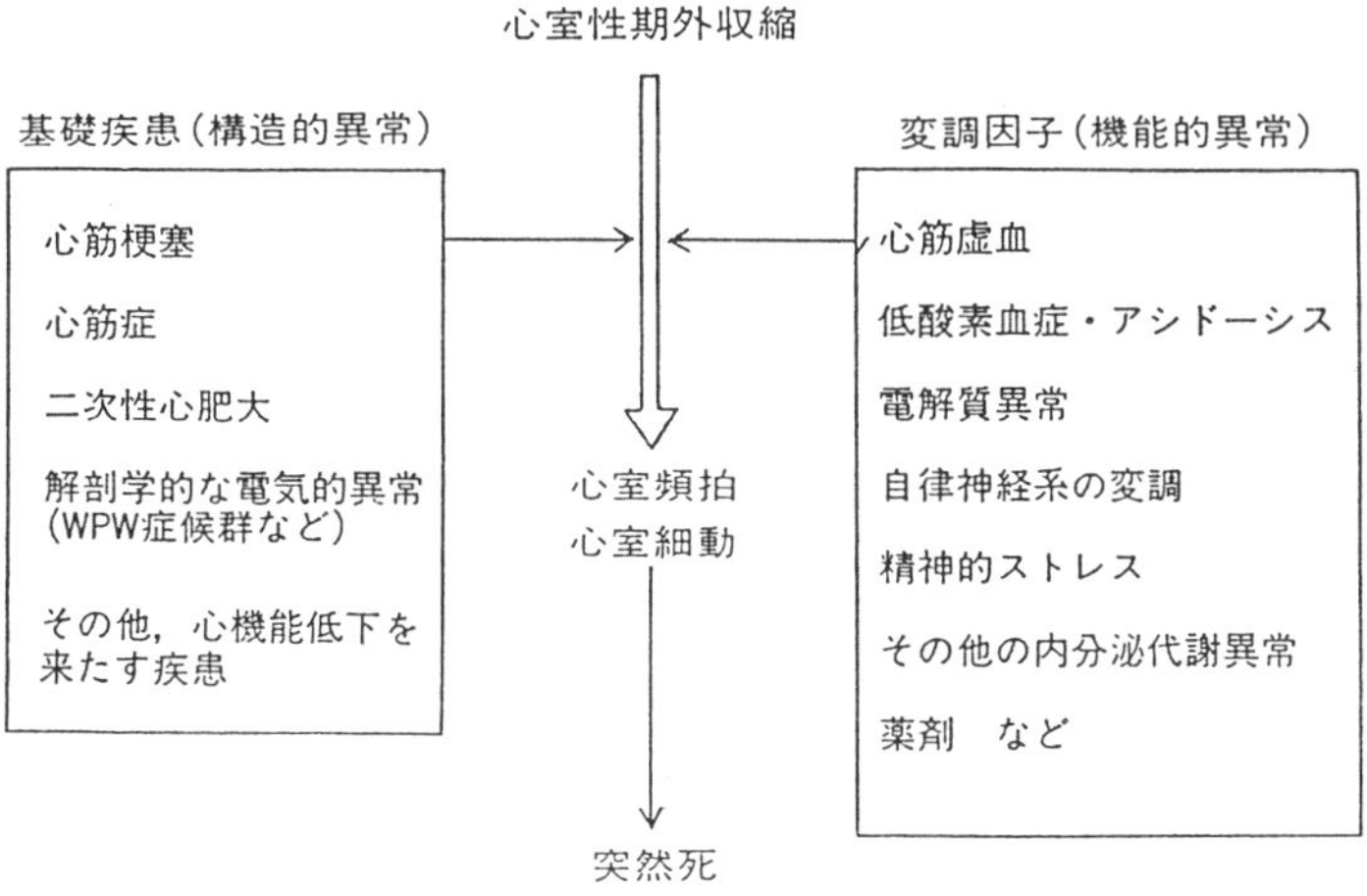

図38 心臓突然死における基礎疾患と変調因子の関係
（富田喜文・高野照夫）

名なかたがたの談話ではあるが、発行後ほぼ四年間を経過したところで、本書に述べてある事実、および著者の主張を批判した知見がほとんど見られなかったことは、この問題の解決がいかに容易でないかを物語っている。

医家向け雑誌である『日本医事新報』が当時掲載した突然死関連記事では、平成五年一月二三日発行第三五八七号に、滋賀医科大学上島弘嗣教授による「突然死の実態とその原因」がある。これは医家読者からの質問への回答の形式を取っているが、質問者は興奮や緊張時の急死について病態の説明を求めたものである。これに対して、上島教授はこうした場合の解釈を、精神的ストレスにより虚血性心疾患が誘発され突然死に及んだか、ないしは直接に心室細動を来し突然死したと考えられると述べている。

別に、平成五年一月三〇日発行第三五八八号には、公立学校共済組合関東中央病院・杉本恒明院長の「心臓性突然死と不整脈」と題する総説論文が掲せられた。この論文の中で、心臓性突然死の頻度を人口一〇万人当たり七三～一〇〇人、全死亡例の中の一一～一五%と推定した数字を出している。また、的場氏らの心臓性突然死二〇〇例の病理解剖所見（表14）を紹介している。さらに、突然死と不整脈の関連を探る重要な資料として、八木繁氏らのホルター心電図にみる突然死（表15）も紹介している。

表14 心臓性突然死200例の病理解剖所見

病理診断	例数（%）
急性心筋梗塞	41（20.5）
高度冠動脈硬化	65（32.5）
中等度冠動脈硬化	27（13.5）
微小血管疾患	18（ 9.0）
心筋炎	6（ 3.0）
肥大型心筋症	19（ 9.5）
アミロイドーシス	1（ 0.5）
不　明	23（11.5）
計	200（100）

ホルター解析でみると、三二%は心電図上に虚血性STの変化が先行し、一五%は徐脈性不整脈、五三%は一次性の頻脈性不整脈がみられたことを指摘している。そして、ホルター解析上のことではあるが、四七例中一六例、三四%程度には心室性期外収縮の管理が、突然死事故を防止できたと思われると述べている。

そこで、重要なことは、冠動脈疾患が診断されていない二つの心虚血の状態、すなわち心筋虚血の自覚症状がなく診断できない場合、および冠動脈病変が軽度の状態である場合である。前者は無症候性心筋虚血と呼ばれ、ホルター心電図検査、あるいは運動負荷試験によらなければ検出できない。後者は冠動脈攣縮性心筋虚血と呼ばれる病変を合併しやすく、むしろ高度の冠動脈病変を基礎に持つ場合よりも、特にその発生機序には注目しなければならない。

表15 ホルター心電図にみる突然死の状況

心電図所見	例数		(%)
心筋虚血性変化が先行したもの		15	(31.9)
ポンプ不全と思われるもの	6		
心停止	2		
心室頻拍，細動	7		
徐脈性不整脈		7	(14.9)
房室ブロック，次いで停止	6		
房室ブロック，次いで細動	1		
頻脈性不整脈		25	(53.2)
心室頻拍，次いで停止	4		
心室頻拍，次いで細動	12		
心室期外収縮，次いで細動	8		
突然に心室細動	1		
計		47	(100　)

以上が論旨であり、結論的には著者とほぼ同じ見解であって、心臓突然死予防のための確実、かつ有効な措置とは、冠動脈硬化危険因子（リスクファクター）の予防、または矯正であると結んでいる。

医学界の反応としては、本書出版を契機として循環器を専門領域とする臨床医学者を中心とした各種突然死関連の特集が企画されてきたことが特徴的である。しかし、突然死がなぜ起こるかについて本書以上に追求し、事例を挙げ、プロセスを推定した論文は、著者の検索範囲には見当たらない。

特に、本書220頁に示した「突然死への進行過程」について、医学関係の読者からのご批判はいまだにいただけない。拙文にして、そこまで読む意欲が起こらなかったためかどうか分からないが、今回は、前述のごとく突然死プロセスをまとめて示し、その過程のどこに無理があるのかどうか、どこを訂正すべきかをご教示いただけることを期待して止まない。

(3) マスメディアの反応

一般雑誌では、いくつかの突然死関連の特集が組まれ、「突然死を予防する日常生活」などと銘打って医学専門家へのインタビューが行われ、突然死を予防する○○ヵ条等々が競って出された。しかし内容は、従来からの成人病予防やストレス対策の域を出ていないものが多かった。

著者も、本書出版以来、数社からの原稿執筆依頼があり、さらに一般向けの注意書を出さなければならないことを痛感させられた。いわゆる、一般人に良く分かる「簡単なチェックリスト」作成が必要となったのである。そこで、作成したのが、表16・17で、本書の内容を参照していただければ、作表の根拠はご理解いただけることと思う。

新聞では、本書について『東京中日新聞』が書評した。労働衛生関係のニュース、医師会

表16 突然死の危険が高い人（100点）

中高年者の場合	若い人の場合
生まれつき脳や心臓に異常を持つ人(20点)	
現在、過度の疲労や強いストレス状態にある人(20点)	
脳や心臓に病気を持つ人（10点）	原因不明のファクター（25点）
血圧の高い人（10点）	自律神経の働きが不安定な人(5点)
脈の乱れのある人（10点）	幼少年期に異常体験を持つ人（5点）
健康診断で成人病要因の多い人（10点）	悪夢体験のある人（5点）
不健康な生活習慣の多い人（10点）	
その他（10点）	

表17 過度の疲労・強いストレス状態のチェックリスト　（熊木）

1.朝起きて疲れた感じやだるさが残っている
2.仕事や勉強を積極的にする気が起こらない
3.少しのことで気になりイライラし何となく腹立たしい
4.仕事上の接客がつらく電話応対なども煩わしい
5.寝つきが悪く夢を見やすく早く目が覚める
6.頭がすっきりしない、あるいは重い感じがする
7.食欲がなく好きなものを食べても余りおいしくない
8.胸の息苦しい感じや動悸がよく起こる
9.下痢や便秘が起こり、よく腹が張る
10.手足のしびれ、めまい、耳鳴り、冷や汗、肩こり、頭痛などの症状がある

以上各項目が当てはまれば、1項目10点づつを加算する。
合計点数30点から40点までは要注意、
50点以上あれば明らかな過労、強度ストレス状態にある。

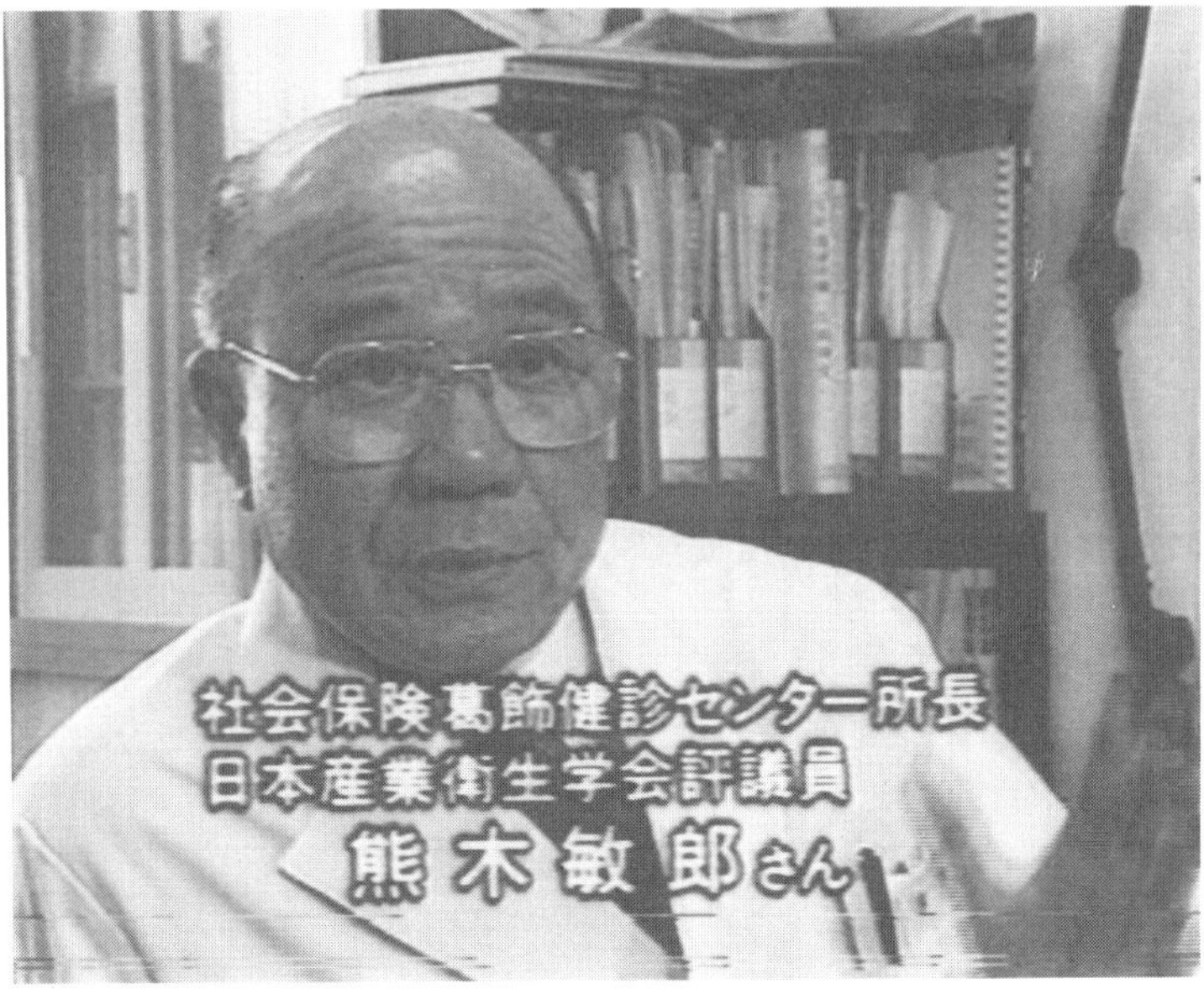
社会保険葛飾健診センター所長
日本産業衛生学会評議員
熊木敏郎さん

写真3

関係の雑誌でも多く紹介された。その影響もあって方々から講演・セミナーにも招聘された。NHKでは平成五年四月よりテレビ番組再編成を行い、毎週火曜日の夜十時から、新番組「平成世の中研究所」をスタートさせた。その第二回放映を担当したディレクターは、書店店頭に並ぶ突然死関連本の中から、特に本書を選んで番組の構成に役立てた。また同時に偶然入手した突然死事例と共に、著者の勤務する健診センターの取材を行った。その番組は「突然死は誰にでも起るか」のタイトルで平成五年四月十三日放映（同月十六日に再放映）された。写真3は放映時のワンシーンである。

突然死の直接原因、頻度、前兆、健診との関連、予防のための精密検査などが、大変分かりやすくまとめられていて一般社会向けの番組としてはスタッフの努力が良く現れていたと思う。著者としては、今一歩「なぜ起る」かという部分に時間を振り当てて欲しかった。

2　突然死対策の現状と将来

(1)　突然死の増加

突然死犠牲者はどんどん増えてきている。人によっては一〇年前の二倍に増えているという医学者もある。日本経済もバブルがはじけて世の中はかつてない不景気となり、最近はまた円高という新しい不況要因が加わっている。内外のストレスが増加していることと突然死増加とには何等かの関連があるに違いない。

平成四年七月、夫が急死したことはたび重なる海外出張などによる過労が原因として、労災補償を求めていた石井淳さん（当時47歳）の妻幸子さんに、東京中央労基署は労災認定を行った。ホワイトカラーへの労災補償は極めてまれであるが、こうしたホワイトカラーの突

表18 最近死亡した現役力士

年月	力士名と年齢	地位	死因
昭60.10.	蒼龍（26）	序二段	白血病
61.9.	本松（24）	序二段	腎不全
62.4.	若鬼龍（16）	三段目	鬱血性心不全
62.6	塩沢（22）	番付外	肺ガン
平元.10.	榎川（18）	序二段	くも膜下出血
2.2.	龍興山（22）	幕内	虚血性心不全
2.7.	近村（19）	序二段	急性心不全
4.2.	大威力（18）	序二段	急性心不全
4.3.	琴干場（24）	三段目	心筋症
4.7.	魁士（15）	序ノ口	心筋梗塞

然死が過労死として認定される例が今後増加するに違いない。

発作があって死に至らない場合の「クモ膜下出血」後遺症を持つ生還者が労災認定を申請しているケースもある。過労と急性重症疾患の発症についても仕事との因果関係が認められる時代は余り先のことではないであろう。その実数は突然死死亡者の何倍になるか検討もつかない。

力士の突然死はすでに本書88頁に紹介してあるが、平成四年七月までに、表18のように更に増加している。

角界の指導的地位にある方々には力士の突然死に対処する責務があると思う。NHK朝のテレビ番組で両国の力士生活を主体とするドラマであった「ひらり」などにも力士の突然死問題を入れて欲しかった。そうすれば関係者の注意を喚起してこれからの犠牲者が少なくなるに違いないからだ。

平成五年一月二九日午前一一時半頃、川崎市多摩川サイクリングコースで開かれていた私立サレジオ学院高校の校内マラソン大会で、一年生の木村朋央君（当時16歳）がゴール直前で倒れ、病院に運ばれたがまもなく死亡した。死因は急性心不全による突然死である。前日行われた健康診断でも異常はなかったという。

こうしたスポーツ時の突然死も後を断たない。すでに本書83頁から85頁までに述べてあるが、要はこうした問題がいまだ一般的に軽く考えられているものと少々残念な気がしてならない。

平成五年二月二七日には、赤ちゃんの突然死症候群「親の会」が発足した。乳児突然死症候群（ＳＩＤＳ）は本書の132頁から記述してあるが、生後一か月から一歳位までに見られ、寝ているうちに呼吸が止まり死亡する原因不明の病気である。

残された親の嘆きは大きく、日本では年間七〇〇人以上もある。オーストラリアでは五〇〇人に一人の割合で起こり、一歳未満児死因の第一位にもなっている。現在では完全な予防策はないが、厚着させない、周囲で喫煙しない、母乳で育てる、仰向けもしくは横向きに寝かせるなどの注意が強調されている。

東京都監察医務院が発表した平成四年一一月の「短期滞在外国人の死亡実態調査」によると、短期滞在外国人死亡者は昭和六三年には三四人だったのが、平成三年には五四人に増えている。平成三年までの四年間の死亡者一六二人の死因の内訳は、急病死（突然死）が八九人（全体の五五％）が一位で、自殺二六人（同一六％）、その他となっている。

本書ではアジア難民の突然死について163頁から述べたが、同じように外国人労働者や留学生が異国の生活になじめないための重症のストレスに曝されていることが考えられる。

以上述べてきたように突然死は日本のいろいろな社会で増え続け、それぞれの問題を投げかけている現状である。

(2) 関係当局の対応

厚生省は平成三年八月突然死の予防に関する本格的な調査・研究に取り組む方針を発表した。それによると平成四年度から向こう三年計画で突然死に至るメカニズムを解明、予知の方法や有効な予防法を探るための研究班を組織させるというものである。同省の実態調査では、三〇歳から六四歳までの壮年期に死亡する人のうち、八人に一人は発病後一週間以内に急死した突然死であった。特に男性は女性の約三倍も発症率が高く、このうちの六割には疲労感や肩こり、頭痛など何等かの体の異常を訴えていたが、生活に支障がないので予防ができなかったとしている。

研究班では突然死の症例を詳しく分析し、危険因子とされる肥満、ストレス、喫煙、高コレステロールなどが、突然死とどう関連しているかを明らかにし、突然死の危険性を持つ人をあらかじめチェックする予防検診の可能性を調査する。そして突然死の薬物的防止や心肺蘇生法の普及、突然死予防マニュアルを作成したいという計画である。

労働省では、脳や心臓疾患で急死するいわゆる「過労死」への対策に苦慮している。過労死とは本書213頁にも触れているが、過重な労働負担によって高血圧症や動脈硬化症などの基礎疾患が急速に悪化し、循環障害を起こして死亡することをいう。しかし労働負担の程度、個人差、基礎疾患への関与判断など難しい問題がある。

一九九二年三四〇号「ランセット」（世界的な医学専門雑誌）にも過労死（Death from overwork）が掲載されている。過労死（Karoshi）は日本で最初に認定されたが、今は国際語であるということと共に労働省の対策が以下のごとく紹介されている。

今後七年間に三四七か所の地域保険センターが設立され、内部医療設備が十分でない中小企業の従業員の定期健診にあたる。センターは健康上の問題について企業に助言も与え、個々の従業員の質問に答える医師も配置される。さらに、四七の各都道府県には健康調査、およびトレーニングのためのセンターが設けられ、ストレスや職業に関連した疾病の扱い方に関して医師に最新情報を与えたり、再教育をしたりするために定期的なセミナーを開催する。この計画の初年度には五〇か所の地域センターと六か所の都道府県センターが一〇〇〇ポンドの費用で開設される。

過労死の主要因を解明するために、労働省は企業単位でより総合的な健診を実施する計画を持っている。一九八九年には高コレステロール値と糖尿病の検査が加えられ、一九九三年からは特にハイリスク集団に属する人のために、さらに精密な循環器検査が開始される（Jane Drinkwater）。

このようにランセットに掲載されたことは、労働省によって平成五年四月から「産業保健センター」の設置として実施された。今後の地域医師会の積極的な取り組みが期待されている。

(3) 突然死高度危険者の検出

NHKテレビ局のディレクターが取材に訪れた時、成人病予防健診を受けて「異常なし」の判定を受けた人がその後間もなく突然死した例があるが、どうして危険者であることがわからなかったのか、という質問があった。

このような疑問を持つ人は少なくないだろうし、まして突然死した人の関係者などは当然そう思うに違いない。しかし成人病予防健診や日帰り人間ドックの検査が受診者の生命危険を予知できるのは、ある限られた範囲でしかない。突然死の直接的危険性を持つ臓器は脳と心臓であり、その微細な血管である。その障害程度を正確に判断するための検査法はいまだ一般化されていないし、健診手段としては採用されにくい理由がある。

そこで健診で異常なしと判定された人がなぜ突然死することがあるのか、どうして高危険者（ハイリスク者）の検出が難しいのかについて、もう少し世間の人々に理解してもらう必要があると考えた。そして今後いかにしてその検出を可能にしなければならないかという課題についても私見を述べ、関係当局を初め健診機関及びこの仕事に携わる多くの医療関係者諸家へのご参考にと思う次第である。以下、この問題についてQ＆A式に記述することにしたい。

Q　**健診を受けて異常なしと判定された人になぜ突然死が起こるのか。**

A　健診後の突然死発生理由は以下のとおりである。

1)　全国統計では突然死された方の約一割は成人病所見なし（結果が「異常なし」）の方である。健診無所見者の突然死は少くない（原因不明の突然死である）。

2)　成人病所見の多い人が突然死の危険も多いが、成人病因子があっても所見に出ない場合がある。

成人病予防健診・人間ドックでは受診される方がほとんど中高年者であり、（四〇代・五〇代が中心）すでに何らかの成人病因子を持っている人が多い。しかし、成人病因子の中には、現在の検査範囲で異常を表さないものがある。（異常検出困難なケース）

3)　現在の検査範囲で異常の検出が難しいのは、

①脳のかくれた異常（先天的・後天的な動脈瘤など）
②心臓を栄養する血管のかくれた異常（散発的不整脈や無症候性心筋虚血）
である。

4) 脳の血管病変については、直接的な検査法としてCT又はMRIと呼ばれる断層画像を調べる方法があるが、いまだ一般健診では使われるところまできていない。
心臓の血管病変については、最初に行う安静時心電図で発見できない性質のものがある。［かくれた虚血性変化を検出するには二四時間心電図（ホルター）や負荷心電図などの二次検査を行うことになる］

Q 現行の成人病予防健診・人間ドックと突然死とはどのように関わっているか。

A 成人病予防健診の目的と健診の時代的変遷（重点的な健診の流れ）
現在広く行われている成人病予防健診・人間ドックでは、
・成人病要因を早期に発見すること
・持っていれば早く取り除くこと
・そして成人病要因を持たせない心身共に健康な体力づくりを目標に指導している。
従って突然死予備群を減らしていることは疑いない。しかし、今後さらに脳・心臓などの突然死標的臓器への直接的な健診が加えられることが望ましい（高齢化社会では特に）。重点的な健診の流れは、図39を見られたい。

Q　**健診結果の判定段階と異常なしの意味について**

A　健診の判定方法と判定区分（異常なしの意味を含む）

1）検査された結果（数値や画像）は複数の医師によって判断される（ダブルチェック）。

2）総合判定は個々の所見によるのではなく、全体的・総合的に判断する。

3）結果の判定は、一般的にA～Fまでに区分される。

A＝正常：今回の検査の範囲では異常ありません。

B＝略正常：わずかに異常を認めますが、日常生活に差し支えありません。

C＝要経過観察：経過を見て再検査を要します。

C3＝3か月後、C6＝6か月後、C12＝12か月後。

D＝要治療：治療を要します。

E＝要二次検査：二次検査（精査）を必要とします。

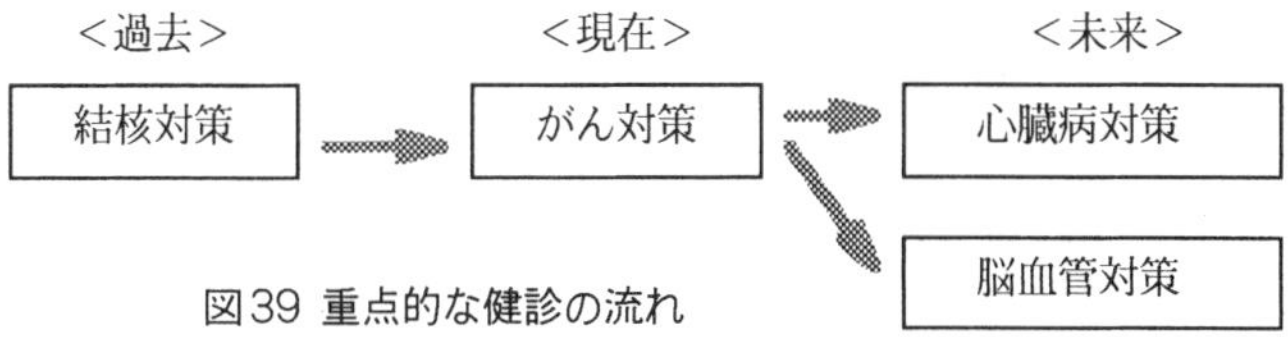

図39　重点的な健診の流れ

F＝治療・管理継続：従来通り継続して主治医の治療・管理を必要とします。

Q　突然死高危険者（ハイリスク者）の発見は、現行の成人病予防健診、および人間ドックにおいて、どのような限界を持っているか

A　1）現行の健診は、

突然死予防のための特別な健康診断は未だ一般には行われていない。従って全般的にみて現時点においては突然死ハイリスク者の発見は極めて困難な状況であるといえる。

現在通常行われている健康診断には事業者が行う労働者の各種健康診断、事業所で行う健康づくり運動（THP運動）の中の健康測定、政府および組合健康保険等の実施している被保険者並びに被扶養者の成人病予防健診、事業所における健康福祉サービスの一環として行われている人間ドック、地方自治体の行う住民健診、老人健診、学校における学校健診などの種類があるが、このうちで国民の多数が対象となる中小企業勤務者（政府管掌健康保険加入者）における健診状況を例に取りあげて、突然死危険因子（以後 sudden death risk factor SDRFと略す）発見問題を検討してみると以下のごとくである。

○成人病予防健診

①成人病予防健診を受けられる人は年齢で定められている

政府管掌健康保険の被保険者および被扶養者である配偶者で、原則として40歳以上の

方、ならびに35歳以上40歳未満で受診後生活習慣の改善指導を希望する被保険者の方
②健康診断項目は決められている
③事業者が行う労働者の定期健康診断は以下の健診項目のうち胃部レントゲン検査を除外したもの

健康診断項目　SDRF発見寄与率（Aは大，Bは中，Cは小のランクを示す）。
（　）内はSDRFについてのコメント。

問診　B（既往歴・業務歴・自覚症状などの聴取で既往症、現病の把握）
診察　B（脈診・聴打診・觸診などで不整脈や心雑音を発見）
身体計測　C
視力・聴力検査　C
安静時血圧測定　B（高血圧者の発見、但し検査時以外の状況や薬物影響は不明）
安静時心電図検査　B（心臓機能異常の発見、但し検査時に限られる）
尿検査　C
血液学的検査（主に貧血の有無）　C
血液生化学的検査（肝機能・血中脂質）　C
胸部・胃部レントゲン検査　B（心臓・大動脈血管陰影異常の発見）
乳ガン・子宮ガン検査　C

○日帰り人間ドック

①日帰り人間ドックの対象者は年齢で決められている

平成四年度においては、昭和十二年・十七・二二・二七年生まれの被保険者及び被扶養者である配偶者の方、並びに昭和一一年以前に生まれ退職を間近（概ね一年）に控えた被保険者の方が対象（以後各年度前記生まれ年に一年加算する）。

②健康診断項目は定められている

健康診断項目	SDRF発見寄与率（Aは大、Bは中、Cは小。）
診察・問診・理学的検査	B（同前記）
視力・聴力検査	C
尿検査	C
糞便検査	C
血液学的検査	C
血清検査	C
生化学的検査	C
眼底検査	B（脳動脈硬化症の発見）
肺機能検査	B（肺機能の著しい低下は心臓機能低下に関連）
安静時心電図検査	B（同前記）

腹部超音波検査　C
胸部レントゲン検査　B（同前記）
胃部レントゲン検査　C
乳ガン・子宮ガン検査　C

○二次検査及び追跡検査

①二次検査及び追跡検査は、最初の検査の結果医師により更に二次的な検査が必要と判定された者、または一定期間を置き検査を反復して行い、その経過をみる必要があると判定された者が対象となる。

②検査結果の判定に際しては、担当医師の医学的判断（医学専門知識の多寡で異なる）・社会的配慮（病人作りを避けるため、比較的ゆるやかな判定基準を採用する場合がある）について、当該検査機関の方針、当該判定医師の経験、当該医師本人の考え方の相違などから一定にできない。

③二次検査及び追加検査項目の種類は、あらかじめ検査機関に通知されている。しかし、医師の判断でその項目以外の必要な検査があればその際有料で行うことも可能である。

検査項目　SDRF発見寄与率（Aは大、Bは中、Cは小。）
尿検査・糞便検査　C
喀痰細胞検査　C

末梢血検査　C
一般炎症免疫検査（赤血球沈降速度測定）　C
糖代謝検査（ヘモグロビンＡｃ・ブドー糖負荷試験）　C
肝機能検査（ＧＯＴ・ＧＰＴ・ｒ－ＧＴＰ他）　C
肝炎ウイルス検査（ＨＢｓ抗原検査）　C
血清理化学的検査　C
脂質代謝検査　C
運動負荷心電図検査　A（運動時の心臓機能異常発見）
超音波心臓検査（心エコー法含む）　A（心臓内構造、血流状況による異常発見）
胸部レントゲン検査（直接・断層）　B（心臓、大血管の形態的異常発見）
胃レントゲン検査　C
胃内視鏡検査（生検）　C
腹部超音波検査　C
大腸レントゲン検査　C
大腸内視鏡検査（生検）　C
乳ガン検査（レントゲンマンモグラフィー）　C
子宮ガン検査（内診・細胞組織検査）　C

まとめ

現在通常行われている各種健康診断においては、一次健診の中でのＳＤＲＦ発見寄与率は極めて低い。二次検査および追跡検査でも指定された検査項目では一二を除き未だ不十分であると思える。突然死をタイヤのパンクと例える学者もいる。あらかじめ初発所見を発見できるほうがむしろ奇瑞なくらいに考えられているのが現状であろう。しかし、ＳＤＲＦ発見は、進歩している検査法を適応できるならば、かなり増えるであろうことは疑いない。以下順次この点に迫ってみたい。

2) 現状においてハイリスク者の発見が不十分な点は、

現在実施されている健康診断のうちの突然死危険因子（ＳＤＲＦ）発見に寄与している検査方法だけではなぜハイリスク者の選別が不完全であるかについては以下にその理由を挙げる。

○成人病予防健診（定期健康診断含む）

1．問診　Ｂ（以下Ａ・Ｂ・Ｃは前掲のごとくＳＤＲＦ発見寄与率のランクを示す）。

既往歴・業務歴・自覚症状等の調査においては、健康調査票への自己記入法が通常行なわれている方法である。既往歴傷病名回答には少なくても約一００種類の病名の中から的確に選択する必要がある。記入者はかなりの正確な記憶と医学的知識が必要となる。自覚的症状の設定項目についての○印記入または症状詳記についても同様である。設定項目は全般的な疾病を想定してあり、特に脳・心疾患についての前兆または予兆症状項目を十分設定しているわけではない。

一時に大勢の受診者に対応しなければならない健康診断での医師の直接問診には一人当たりの時間的制約があり、専門科における診療での問診とは質的に大差がある。

2. 診察 B

脈診・聴打診・触診などは、古来より病人の発見に貢献する診察法とされてきていて医師が病者に対面した際その初期診断にとりかかる基本的な行為であることは現今においても変わりない。しかし、健康診断の場においては、疾病の発見あるいは病状の観察ということよりも、不整脈、心雑音、異常呼吸音の発見というところにポイントを絞って対応している。しかも短時間の診察であるから、受診者の概略的な身体状況把握に止まることは避けられない。潜在的なあるいは非顕的で軽微な所見は発見困難である。

3. 安静時血圧測定 B

血圧は日を変えて数度の機会に測定を繰り返し、いつも基準値より高い場合にはじめて高血圧者であることを決めるというのが常識となっている。一日の生活動作の中では特に排便時や興奮時などが高値となり、地理的に寒い地方、季節的に冬期に高値となることも既に良く知られていることである。

ある日安静時に測定した一、二回の血圧測定値ではその判断は誠に不安である。降圧剤の服薬有無なども当然影響してくる。心理的な側面も考慮しなければならない。

4. 安静時心電図検査　B

心電図は、心臓を動かすために自動的に電気刺激を発信している洞結節（右心房にある）から心臓の筋肉への電気的な興奮と、それに続く筋肉部分の収縮の結果起こる電気的な変化を、身体の表面に置いた電極を介して検出し図形化し記録したものである。

正常な心電図は一拍ごとに特有な基本波形を描き、各波にはそれぞれ名称が付けられている。心電図は、心臓と体軸との関係、波形や調律の異常によって正常波形とは異なった波形を表し、その特徴所見によって心臓異常の有無を判断するための参考とされる。

例外として、心電図所見が典型的な異常を表しても実際には病的状態のみられない場合、逆に正常所見でも病気の進行している場合があることもある。また、心電図に間接的な影響を与える要因（体格、性別、年齢、薬物、運動、病気の種類、先天的異常など）も多い。

安静時の異常心電図からは、検査時点の病的状態（虚血性心疾患・心筋炎・心膜炎・心筋症・心筋障害・心室肥大・心房肥大拡大・心室内伝導障害・早期興奮症候群・電解質異常・右胸心など）が発見される。

しかし、日常生活の場で変化する心臓の異常または軽微な異常をキャッチするには、長時間の連続測定あるいは運動負荷測定が必要である。特に潜在性の異常発見（ＳＤＲＦに関連する隠れた心臓病変の発見）については不可欠の手段である。
安静時心電図有所見者の割合を示す代表的な事例としてK健診施設における成人病予防健診結果（図40）を挙げておく。

所見統計表（1990年度）

60〜69才		70才以上		合計		総合計	所見別割合(%)
男	女	男	女	男	女		
				2		2	0.05
1		1		3		3	0.08
1				2		2	0.05
				2		2	0.05
2				7	1	8	0.22
9	4	4		33	21	54	1.48
44	8	4	1	226	41	267	7.30
40	11	5	3	159	42	201	5.50
1				7	1	8	0.22
4				24	1	25	0.68
2		2		16	1	17	0.46
57	11	16	1	267	45	312	8.53
15	3	4		73	14	87	2.38
73	13	9	2	458	103	561	15.34
20	3	6	1	162	64	226	6.18
18	9	1		210	102	312	8.53
3				17	1	18	0.49
42	2	9	1	178	9	187	5.11
				1		1	0.03
1				7	1	8	0.22
1				18	1	19	0.52
2				13	1	14	0.38
	1				2	2	0.05
156	12	29	1	660	87	747	20.43
79	9	21	2	402	60	462	12.63
5	2			21	4	25	0.68
6				78	7	85	2.32
				1	1	2	0.05
582	88	111	12	3,047	610	3,657	100
670		123		3,657			
18.32		3.36		(83.32)	(16.68)	100	

女13,891人）有所見率5.77％。

図40　K健診施設における性別年齢別心電図

心電図所見	29才以下		30～39才		40～49才		50～59才	
	男	女	男	女	男	女	男	女
左軸偏位					1		1	
右房負荷					1			
左房負荷					1			
右室肥大			1		1			
左室肥大					1		4	1
T平低	1	1			6	2	13	14
陰性T	2		10		54	10	112	22
ST降下		2	8	2	36	8	70	16
ST上昇	1		2		1		2	1
Q波			1		10		9	1
QSパターン		1			5		7	
散発性上室性期外収縮	11		25	4	68	16	90	13
頻発性上室性期外収縮	3		6	1	21	4	24	6
散発性心室性期外収縮	20	3	60	11	121	29	175	45
頻発性心室性期外収縮	7	4	20	7	45	26	64	23
洞性頻脈	13	14	42	22	74	37	62	20
洞性徐脈			5		5		4	1
心房細動			9		27	2	91	4
心房粗動							1	
洞房ブロック					2		4	1
第Ⅰ度房室ブロック	2		4		7	1	4	
第Ⅱ度房室ブロック		1	1		3		7	
第Ⅲ度房室ブロック						1		
完全右脚ブロック	13	4	51	8	179	20	232	42
不完全右脚ブロック	12	4	1	4	113	12	141	29
完全左脚ブロック			36		8	1	7	1
W.P.W	10	1	1	1	28	1	19	4
その他		1	15		1			
計	95	36	297	60	819	170	1,143	244
男女合計	131		357		989		1,387	
年齢別割合（%）	3.58		9.65		27.04		37.93	

※1990年度内部巡回ドック合計受診者数63,344人（男49,453人、

この結果では、一九九〇年度の成人病健診において、安静時心電図有所見率は受診者六三、三四四人中の五・七七％であった。有所見者の性別割合は男子八三・三％、女子一六・七％と圧倒的に男子が多く、年齢別割合では五十歳代三七・九％、四〇歳代二七・〇％、六〇歳代一八・三％の順であった。

5．胸部レントゲン検査　B

胸部レントゲン検査は、肺疾患、心臓疾患、大動脈疾患のスクリーニングに重要な検査法であるが、ＳＤＲＦ発見については、それぞれ著明な病変の存在をみとめた場合以外には大きな貢献はない。

○日帰り人間ドック

1．眼底検査　B

眼底検査には、検眼鏡による直接観察法と眼底写真による間接観察法とがあるが、健康診断で行われているのは間接観察法である。検査の主たる目的の一つとしては、眼底血管と脳血管との解剖学的関連性から、眼底部の網膜中心動脈の検査を行い頭蓋内血管の状態を推測する高血圧性病変検査である。そこでは眼底写真上の網膜細動脈の形状、網膜乳頭の変化から細動脈硬化および高血圧性変化が観察される。また、それ以外にも網膜組織の変化からは糖尿病性網膜症その他の疾患の発見ができる。

ＳＤＲＦ発見に関連しては、網膜大出血など著明な変化を除き、脳動脈硬化症の進行状況推定、高血圧性変化の段階分けなどが貢献する程度である。

2．肺機能検査　B

肺機能検査は呼吸器疾患の診断に重要な検査で、通常検査ではスパイロメーターを口に当てて息を吸ったり吐いたりし、スパイログラフィーに記録して肺活量や一秒率を検査する。肺活量は肺疾患のうち肺の動きが悪くなった場合に低下する。また、一秒率は気道末梢の抵抗と肺の収縮力によって影響され、気管支喘息、慢性気管支炎などで低下する。

ＳＤＲＦ発見に関しては、肺機能低下が特に若年性突然死の何らかの引き金になる可能性が疑われているところから全く無視はできないが、心臓機能との関連で貢献ありとする程度の関わりが妥当であろう。

○二次検査及び追跡検査

1．運動負荷心電図検査　A

マスターによって心電図を用いた運動負荷試験が行われて以来、特に心筋虚血性疾患の診断に有用性が認められてきている。

運動負荷試験には、動的運動負荷といわれるマスター二階段試験、自転車エルゴメーター負荷試験、トレッドミル負荷試験、および静的負荷といわれるハンドグリップ法などがある。多くの運動づくり施設では、トレッドミル、自転車エルゴメーターを用い、軽い負荷から段階的に負荷量を増して、自覚症状や異常所見の発現、目標心拍数到達まで行う多段階運動負荷試験が広く採用されている。

心臓疾患発見においては、異常負荷心電図による虚血性心疾患の有無の診断および症状の評価を始め、心肥大、刺激伝導障害、心筋障害、弁膜性心疾患、先天性心疾患、心筋症、心膜疾患、血管神経調節不全症、などの現症診断及び潜在性疾患の発見において有用である。

SDRF発見に関しては、一次健診において心電図上一見健康と見られる受診者への適応がないこと、また、この検査を実施しても運動負荷試験時に現れない性質の先天的異常、伝導障害、または間欠的あるいは発作性の異常発現に対して見逃しの恐れがあることの弱点は免れない。

2. 超音波心臓検査　A

心臓の超音波診断法は、パルス波を用いて物体の位置を計測する方法（エコー法）と、パルス波または連続波を用いて血流状況を調べる方法（ドプラ法）がある。

この検査法は、心臓を外部から断層像などの形状情報についてリアルタイムに観察できる点、また、超音波ビーム上の血流情報が得られるなどの点で心臓病診断に目覚ましい発展を与えたことは疑いない。ただし超音波の物理的特性や計測原理などで臨床応用に一定の制約と限界があり、現在更に技術的な進歩を目指して研究開発が行われているところである。

ＳＤＲＦ発見に関しては、この検査法が観察できる範囲の構造的、流体力学的異常の発見で貢献することになる。しかし、ＳＤＲＦは、心臓の駆動体構造（モーター構造）の異常の他に駆動体本体に付着する刺激伝導経路（配線構造）に問題が存在することが知られている。その部分の異常解明はこうした映像情報では期待できない。

まとめ

成人病予防健診、日帰り人間ドック、二次検査及び追跡検査において実施されている諸検査の中でＳＤＲＦ発見寄与率が比較的に高いものを選び、それらの検査がなぜハイリスク者の選別発見に不十分、不完全であるかについて検討した。その結果、現行の検査内で強いてＳＤＲＦ発見のための直接的検査を選定するならば、血圧測定、胸部レントゲン検査、眼底検査、心電図検査（安静時・運動負荷時）などが挙げられる。

Ｑ　突然死ハイリスク者の発見に貢献すると考えられる新しい検査法はあるか

Ａ　一般社会においてほぼ健康的な日常生活を送っている人々に対しては、現行の各種健康診断の検査項目範囲ではＳＤＲＦ発見ということが極めて困難な状況である。では、更に進んでハイリスク者を積極的に発見するためにはどのような方法があるであろうか。

近年我が国においては医学分野での各種検査法並びに検査技術が進歩し、各地域の医療施設及び健診機関に普及応用されている。その中でＳＤＲＦ発見に実際に有用と考えられる検査法があれば、各種健康診断分野で適用させることを推進すべきであろう。

ＳＤＲＦの中には主体となる要因として脳血管障害要因と心臓障害要因とがあるので、関連する検査法を順に挙げてその内容を紹介し、その検査法のＳＤＲＦ発見寄与率を検討してみたい。

○脳障害発見に貢献する検査法

Ｘ線ＣＴ・Ｘ線ＣＴスキャン・computed tomography

レントゲンによる頭部の撮影像をコンピューターで処理し、頭部を輪切りしたような像を描出する。（Ｘ線コンピューター断層撮影装置）

脳内出血、脳梗塞、脳腫瘍などの位置、範囲などが即座に明確になる。

核磁気共鳴映像法・magnetic resonance imaging ・ＭＲＩ

核磁気共鳴を利用した映像描出法。Ｘ線を使用せず磁気的に任意の断層像が得られる。軟部組織も描出可能であり、血管撮影法（magnetic resonance angiography ＭＲＡ）なども開発されている。

ＣＴより画像描出精度がすぐれているため、ＣＴでは描写できない小さい腫瘍や梗塞、血管腫などの血管異常が発見できる（未破裂動脈瘤の発見率は脳ドック受診者の４～５％とされている）。

○心臓障害

ホルター心電計・HOLTER心電計　dynamic cardiography・DCG

小型のテープレコーダー付き心電計を装着して、二四時間の生活行動について心電図を磁気記録し、この磁気テープを高速再生解析装置を使って分析して、異常の心電図波形を検出・診断する方法である。心臓障害の検査としては特に不整脈や心拍数の変動、心筋虚血性変化の検出に優れている。その他薬剤効果の判定、人工ペースメーカー適応の判定・評価、術後の管理などに有用である。最近、3チャンネルHOLTER心電図法を利用してレートポテンシャル（遅延微小電位）を記録し、重症心室性不整脈予知の可能性が研究されている。

冠動脈（心筋に酸素を供給し栄養している血管）に明らかな病変があっても、症状の起こらない場合が多い。こうした被検者にホルター心電計を装着してみると、食事、排便、排尿、労働などの日常行動で無症候性の虚血性変化が高率に発生していることが良く検出できる。従って心臓障害の治療者・既往者及びその疑いのある者または日常生活においてその予防が不可欠な者（スポーツ選手のリスク発見など）が精密検査を必要とする場合には適した検査である。結果の判定においてコンピューターの自動解析は精度が大変高くなっているが、正確な異常の鑑別には未だ最終的に人間の視覚判定が欠かせない。

体表面心臓電位分布計・body surface cardiac potential map

前胸部から背部にかけて広く多数の誘導電極を付け、心電図を同時に記録し、心臓周囲のある瞬間の心臓電位をコンピューター処理して等電位線図で表すと、通常の心電図に比べて空間的な情報が得られる。虚血性心疾患、伝導障害、ＷＰＷ症候群、不整脈、その他体表からの微小電位検出が可能である。

虚血性心疾患の有無、障害の部位や大きさ、冠動脈狭窄の有無発見、心室性不整脈の発生部位、致死性不整脈の発生予知などの有用性について報告されている。しかし、まだ機器の高価なこと、臨床実績の少ない点などがあり、今後の応用例の積み重ねを待たなければならない。

加算平均心電図法によるレートポテンシャル検出

体表面から通常では検出できない微小な電位を、高感度低ノイズ増幅器を用いて一００倍から一０００倍に増幅検出し、加算平均法によって取り出しにくい信号を記録すると、ヒス束電位や心室遅延電位（レートポテンシャル）が識別できる。レートポテンシャルの存在は心室筋が空回り回路を持っていることを示し、心室頻拍などの重症不整脈を起こしやすいことを予知できる。将来的には、洞結節電位や房室結節電位の記録もできるものと期待される。これにより、更に心室頻拍や心室細動などの重症心室性不整脈を予知できれば、ＳＤＲＦとして重要な所見が得られるわけである。

加算平均法によって刺激伝導系路の重要な拠点であるヒス束電位が検出される率は、健常者で八八・三％（小沢）であった従来は観血的にカテーテル電極を心内腔に挿入し、ヒス束付近で記録していた。体表から記録できることは被検者に苦痛を与えない検査法として優れている。しかし機器に規格がなく、方法論的、検査手技的にもまた評価の点においても更に今後の改良が必要であろう。

Ｑ　突然死防止に寄与する新しい検査法がなぜ一般化できないのか

Ａ　脳血管障害の発生予知に寄与できるＣＴスキャン、ＭＲＩ、心臓障害の発生予知に寄与するホルター心電計、体表面心臓電位分布計などが一般に行われることにより、突然死高危険率者（ハイリスク者）が減少することは疑いない。しかし、現状においてこれらの検査が一般化されないのはなぜであろうか。個々にその理由を検討してみたい。

Ｘ線ＣＴ

（人的側面）

ＣＴの画像診断は臨床経験の豊富な専門医が判定しないと細部の変化を見落とす場合があるので、一般に判定医数が不足している。

（施設面）

Ｘ線ＣＴ機器が高価であるため、一般の健診機関では導入されているところが少ない。

Ｘ線撮影施設にスペース的な余裕がない。

（教育技術面）

画像診断のための実際的な医学教育が不足している。高年齢Ｘ線技師（ＣＴ機器操作技術未習得者）のＣＴ撮影技術研修機会が少ない。

（受診者面）

成人病予防健診受診者は、健康診断項目などの健診に関する実施項目について、受診した施設に任せているのが一般的であり、自身がＣＴ検査が必要かどうかなどの判断をすることはできない。

（将来性）

一九八八年頃より「脳ドック」を標榜して、ＣＴ、脳波計、ＭＲＩ，ＭＲＡなどの検査をまとめて行う病院が増えている。半日、一日、一泊コースなどで、費用は組み合わせ方で異なり三万〜二〇万と大きな幅がある。社会保険施設でも、既にＸ線機器が設置してある病院では実施可能であるから、一般化は近いものと思われる。

ＭＲＩ
（人的側面）

ＣＴ検査と同じである。

（施設面）

ＣＴと同じ理由であるが、ＣＴより機器の費用は更に高価で、重さ大きさなども大掛かりとなり、導入に際してはスペース的に建物建築時から事前に準備する必要がある。

（教育技術面）

ＣＴの場合と同様で、画像判定や機器操作に専門的知識を要する。

（受診者面）

ＣＴの場合と同じ。

（将来性）

将来的にみて各地区の医療センター、大学病院、指導的大病院、保健センターなどに設置し、需要に応じることが望まれる。

ホルター心電計
（人的側面）

受診者への検査内容の説明、機器装着回収は健康診断施設で行うが、結果の解析については機器メーカーの関連施設が引き受けているので問題はない。結果判定についても、現在活躍中の第一線医師であれば解析表を参照しながらおおむね可能である。

(施設面)

特に問題点はない。

(教育技術面)

現在特に問題点はないが、機器開発が進んでいるのでそれに遅れないような勉強が必要となる。

(受診者面)

二四時間の検査機器装着が煩わしいこと、検査意欲が乏しいこと、結果判定に時間がかかること、などが挙げられる。

(将来性)

将来的に大いに普及されるものと期待できる。

体表面心臓電位分布計
(人的側面)

体表面(前胸部・背部)に八七個の電極を張りつけるなど検査に手間がかかる(受診者一名について約二〇～三〇分を要する)。

(施設面)

心電図検査と同じスペースが確保されていれば問題ない。

（教育技術面）

最新の検査機器であるから、医師、技術師に検査技術が普及していない。また、検査機器が開発途上でもあり検査方法なども規格が定まっていない。

（受診者面）

検査目的が良く理解されない、検査時間が長い、などの点でなかなか協力が得られない。

（将来性）

検査機器、検査法などが更に研究改良された段階で、かなり有用な検査手段となることが予想されるが、現段階では数年先の問題となろう。

参考文献

(ABC 順)

1) Aronow W S., Epstein S., Koenigsberg M., Schwartz K S, : Usefulness of echocardiographic left ventricular hypertrophy, ventricular tachycardia and complex ventricular arrhythmias in predicting ventricular fibrillation or sudden cardiac death in elderly patients. Am J Cardiol., 62 (16): 1124－1125, 1988.

2) Amsterdam E A. : Relation of silent myocardial ischemia to ventricular arrhythmias and sudden death. Am J cardiol., 62 (14): 241－271, 1988.

3) Andreotti F., Davies G J., Hackett D R., khan M I., De Bart A C., Aber V R., Maseri A., Kluft C. : Major circadian fluctuations in fibrinolytic factors and possible relevance to time of onset of myocardial infarction, sudden cardiac death and stroke. Am J cardiol., 62 (9): 635－637, 1988.

4) (Anonymous) Update : Sudden unexplained death syndrome among southeast asian refugees united states. MMWR., 37 (37): 568－570, 1988.

5) (Anonymous): Right ventricular cardiomyopathy and sudden death in young people [Letter] . N Engl J Med., 319 (3): 174－176, 1988.

6) (Anonymous): Sudden cardiac death in obesity and hypertension. Lancet., 1 (8586): 628－629, 1988.

7) (Anonymous): Concurrent morning increase in platelet aggregability and the risk of myocardial infraction and sudden cardiac death [Letter] . N Engl J Med., 317 (27): 1736－1737, 1987.

8) Abdalla I S., Prineas R J., Neaton J D., Jacobs D R., Crow R S. : Relation between ventricular premature complexes and

sudden cardiac death in apparently health men. Am J cardiol., 60 (13): 1036−1042, 1987.
9) (Anonymous): Sudden cardiac death. Risk stratification and potential for reduction by drug therapy. Symposium, held at the Xth world congress of cardiology. Washington, D. C., September 18, 1986. Cardiology, 74 (suppl 2): 1−71, 1987.
10) Bharati S., Lev M. : Congenital abnormalities of the conduction system in sudden death in young adults. JACC, 8 (5): 1096−1104, 1986.
11) Brugmann U., Hopf R., Kaltenbach M. : Sudden cardiac death during exercise. Incidence, aetiology and prevention. Bol Asoc Med. P R., 80 (9): 332−333, 1988.
12) Brackett C D., Powell L H. : Psychosocial and physiological predictors of sudden cardiac death after healing of acute myocardial infraction. Am J Caldiol., 61 (13): 979−983, 1988.
13) Bellavere F., Ferri M., Guarini L., Bax G., Piccoli A., Cardone C., Fedele D. : Prolonged QT period in diabetic autonomic neuropathy. A possible role in sudden cardiac death? Br Heat J., 59 (3): 379−383, 1988.
14) Barson A J. : Sudden and unexpected death between 1 and 5 years [Letter] . Arch Dis Child., 63 (1): 108−109, 1988.
15) Borhani N O. : Left ventricular hypertrophy, arrhythmias and sudden death in systemic hypertention. Am J Cardiol., 60 (17): 131−181, 1987.
16) Cliff W J., Heathcote C R., Moss N S., Reichenbach D D. : The coronary arteries in cases of cardiac and noncardiac sudden death. Am J Pathol., 132 (2): 319−329, 1988.
17) Charache S. : Sudden death in sickle trait. Am J Med., 84 (3) PT 1 : 459−461, 1988.

18) Coumel P.：Why do beta–blockers prevent sudden death？ Acta Cardiol. (Brux) , 42 (6)： 425－430, 1987.
19) Clark J C.：Sudden death in the chronic alcoholic. Forensic Sci Int., 36 (1－2)： 105－111, 1988.
20) Coplan N L., Gleim G W., Nicholas J A.：Exercise and sudden cardiac death. Am Heart J., 115 (1) PT 1：207－212, 1988.
21) Copeland A R.：Sudden natural death due to pulmonary thromboembolism in the medical examiner's jurisdiction. Mea Sci Law., 27 (4)： 288－293, 1987.
22) Coumel P., Leclercq J F., Leenhardt A.：Arrhythmias as predictors of sudden death. Am Heart J., 114 (4) PT 2：929－937, 1987.
23) Chamberlain D A.：Overview of completed sudden death trials. European experience.：Cardiology, 74 (suppl 2)： 10－23, 1987.
24) Dunnington C S., Finkelmeier B A.：Psychoiogic support of the survivor of sudden cardiac death. Application of the crisis intervention methodology. J Cardiovasc Nurs, 3 (1)： 33－46, 1988.
25) Dimsdale J E.：Research links between psychiatry and cardiology. Hypertention, Type A behavior, Sudden death, and the physiology of emotional arousal. Gen Hosp Psychiatry,10 (5)： 328－338, 1988.
26) Daly L E., Hickey N., Graham I M., Mulcahy R.：Predictors of sudden death up to 18 years after a first attack of unstable angina or myocaodial infarction. Br Heart J., 58 (6)： 567－571, 1987.
27) Eichner E R.：Sudden death in racquet sports. Clin Sports Med., 7 (2)： 245－252, 1988.
28) Fisher C., Byrne J., Edwards A., Kahn E.：A psychophysi-

ological study of nightmares. 747－782, 1969.
29) Firor W B., Faulkner R A.：Sudden death during exercise. How real a hazard? Can J Cardiol., 4 (6)： 251－254, 1988.
30) Featherston R G.：Care of sudden death survivors. The aberrant cardiac patients. Heart Lung, 17 (3)： 242－246, 1988.
31) Furberg C D.：Overview of completed sudden death trials. U S experlence. Cardiology, 74 (suppl 2)： 24－31, 1987.
32) Goldhaber S. Z.：Cardiovascular effects of potential occupational hazards. JACC, 2 (6)： 1210－1215, 1983.
33) Grist N R., Urquhart G E.：Brown fat and sudden death [Letter] . J Clin Path., 41 (5)： 597－598, 1988.
34) Guarnieri T., Levine J H., Griffith L S., Veltri E P.：When "Sudden cardiac death" is not so sudden. Lessons learned from the automatic implantable defibrillator. Am heart J., 115 (1) PT 1：205－207, 1988.
35) 蓮尾裕，石東隆男，藤島正敏：各種疾患における急死〔脳血管障害〕，臨牀と研究，64 (6)： 54－59, 1987
36) Hohnloser S H., Meinertz T.：Recorded sudden cardiac death. Relationship to antiarrhythmic therapy. Eur Heart J., 9 (suppl B)： 27－31, 1988.
37) Hamilton G C.：Sudden death in the E D. Telling the living [Letter] . Ann Emerg med., 17 (4)： 382, 1988.
38) Hiromasa S.,Ikeda T., Kubota K., Hattori N., Coto H., Maldonado C., Kupersmith J.：Ventricular tachycardia and sudden death in myotonic dystrophy. Am Hert J., 115 (4)： 914－915, 1988.
39) 井上治， 加藤裕之：乳幼児期における急性心臓死， 臨牀と研究，64 (6)： 42－46, 1987
40) James T. N., Froggattp., Marshall T. K.：Sudden death in young athletes. Ann Int Med., 67 (5)： 1013－1021, 1967.

41) 柏村征一：急死と法医，臨牀と研究，64（6）：11－15，1987.
42) 黒川顕，大塚敏文：外科診療，30（6）：1988.
43) Kulbertus H E.：Ventricular arrhythmias, syncope and sudden death in aortic stenosis. Eur Hert J., 9（suppl E）：51－52, 1988.
44) Kannel W B., Plehn J F., Cupples L A.：Cardiac failure and sudden death in the Framingham study. Am Heart J., 115（4）：869－875, 1988
45) Kannel W B., Cuppes L A., D'Agostino R B., Stokes J 3D：Hypertention, antihypertensive treatment, and sudden coronary death. The Framingham study. Hypertention, 11（3）PT2：1145－1150, 1988.
46) Kragel A H., Roberts W C.：Sudden death and cardiomegaly unassociated with coronary, valuvular, congenital or specific myocardial disease. Am J Cardiol., 61（8）：659－660, 1988.
47) Kramer M R., Drori Y., Lev B.：Sudden death in young soldiers. High incidence of syncope prior to death. Chest, 93（2）：345－347, 1988.
48) Kron J., Hart M., Schual-Berke S., Niles N R., Hosenpud J D., Mcanulty J H.：Idiopatic dilated cardiomyopathy. Role of programmed electrical stimulation and holter monitoring in predicting those at risk of sudden death. Chest, 93（1）：85－90, 1988.
49) Kark J A., Posey D M., Schumacher H R., Ruehle C J.：Sicklecell trait as a risk factor for sudden death in physical training. N Engl J Med., 317（13）：781－787, 1987.
50) Lo Y S., Cutler J E., Wright A., Kron J., Blake K., Swerdlow C D.：Long-segment coronary ulcerations in survisors of sudden cardiac death. Am Heart J., 116（6）PT 1：1444－1447, 1988.

51) Lewiston N J., Rubinstein S.：Sudden death in adolescent asthma. N Engl Reg Allergy Proc., 7（5）：448－453, 1986.
52) Le Heuzey J Y., Guize L.：Cardiac prognosis in hypertensive patients.Inciaence of sudden death and ventricular arrhythmias. Am J Med., 84（1B）：65－68, 1988.
53) Leestma J E., Hughes J R., Teas S S., Kalelkar M B.：Sudden epilepsy death and the forensic pathologist. Am J Forensic Med Pathol., 6（3）：215－218, 1985.
54) Lowbeer L.：Sudden cardiac death［Letter］. South Med J., 80（11）：1467－1468,1987.
55) Lipka L J., Lathers C M.：Psychoactive agents, seizure production, and sudden death in epilepsy. J Clin Pharmacol., 27（3）：169－183, 1987.
56) Lathers C M., Lipka L J.：Cardiac arrhythmia, sudden death, and psychoactive agents. J Clin Pharmacol., 27（1）：1－14, 1987.
57) Lowbeer L.：Sudden cardiac death［letter］. Hum Pathol., 18（11）：1192, 1987.
58) Lehmann M H., Steinman R T.：Preventing sudden cardiac death. Postgrad Med., 82（7）：36－39, 43－45, 1987.
59) 松本淳治：『眠りとはなにか』, 講談社, ブルーバックスB－281, 1988.
60) Miccolo M A.：Management of patients with sudden cardiac death caused by ventricular dysrhythmias. J Cardiovasc Nurs, 3（1）：1－13, 1988.
61) Melles R B., Kats B.：Night terrors and sudden unexpiained nocturnal death. Med Hypotheses, 26（2）：149－154, 1988.
62) Meldahl R V., Marshall R C., Scheinmann M C.：Identification of persons at risk for sudden cardiac death. Med Clin North Am., 72（5）：1015－1031, 1988.

63) Maron B J.：Right ventricular cardiomyopathy. Another cause of sudden death in the young [Editorial] . N Engl J Med., 318 (3)：178−180, 1988.

64) Messerli F H., Nunez B D., Ventura H O., Snyder D W.：Overweight and sudden death. Increased ventricular ectopy in cardiopathy of obesity. Arch Intern Med., 147 (10)：1725−1728, 1987.

65) Myerburg R. J., Conde C. A., Sung R. J., Cortes A. M., Mallon S. M., Sheps D. S., Appel R. A., Castellanos R. N. A.：Clinical, electrophysiologic and hemodynamic profile of patients resuscitated from prehospital cardiac arrest. Am J Med., 68：568−576, 1980.

66) Myerburg R J.：Sudden cardiac death. Epidemiology, Causes, and Mechanisms. Cardiology, 74 (suppl 2)：2−9, 1987.

67) 仲谷虎之助，渡辺富雄：青壮年急死症候群の徴候分類，日法医誌，33 (1)，55−61，1979.

68) 西本幸男，西田修実：Pickwick 症候群と過呼吸症候群，『呼吸困難』，南江堂，227−246，1976.

69) Nolasco J. B.：An inguiry into "Bangungut" A. M. A. Arch Int. Med., 99：905−912, 1957.

70) 奥平雅彦：ポックリ症，血液と脈管，5 (7)：21−28，1974.

71) 沖島賓洋，早川国男：各年齢層における急性心臓死〔学童期〕，臨牀と研究，64 (6)：37−41，1987.

72) 大国真彦：心臓性突然死，小児内科，15 (12)：15−18，1983.

73) 岡田了三：突然死の心臓病理，臨床科学，18 (2)：183−191，1987.

74) 小笠原定雄，関口守衛，前島一郎：心臓疾患における突然死，臨床科学，18 (2)：142−149,1987.

75) 奥平雅彦，山田伸次：急死の病理，臨牀と研究，64 (6)：5−10，1987.

76） 岡田了三：各年齢層における急性心臓死〔若年期〕，臨牀と研究，64（6）：27－35，1987.
77） 岡田了三：心臓性の急死，岩手医誌，34（6）：795－802，1982.
78） 岡田了三：ポックリ病，臨床成人病，13（6）41－46，1983.
79） 小笠原定雄，関口守衛：各年齢層における急性心臓死〔中壮年期〕，臨牀と研究，64（6）：21－25，1987
80） 小沢友紀雄：突然死と不整脈，治療，70（12）：87－95，1988.
81） Okuni M., Sumitomo N.：Sudden death of school childeren in Japan. Jpn Circ J., 51（12）：1397－1399, 1988.
82） Petersson B.：Analysis of the role of alchohol in mortality, particularly sudden unwithnessed death, in middleaged men in Malmo, Sweden. Alcohol Alcohol., 23（4）：259－263, 1988.
83） Pearce J W.：Editorial "Sudden death" [Letter]. Hawaii Med J., 47（4）：145－146, 1988.
84） Prior M., Masterson M., Maloney J D.：Sensitivity and specificity of invasive and noninvasive tasting for risk of sudden death in Wolff-pakinson-White syndrome [Letter]. J Am Coll Cardiol., 11（4）：894－895, 1988.
85） Perkers G W., Michael L H., Ehtman M L.：An animal model to examine the response to environmental stress as a factor in sudden cardiac death. Am J Cardiol., 60（18）：9－14, 1987.
86） Prystowsky E N., Fananapazir L., Packer D L., Thompson K A., German L D.：Wolff-Parkinson-White syndrom and sudden cardiac death. Cardiology, 74（suppl 2）：67－71, 1987.
87） Romeo F., Pellicia F., Cianfrocca C., Cristfani R., Reale A.：Predictors of sudden death in idiopathic dilated cardiomyopathy. Am J Cardiol., 63（1）：138－140, 1989.
88） Rapaport E.：sudden cardiac death. Am J Cardiol., 62

(14)：31－61, 1988.
89) Rea R F., Martins J B., Mark A L.：Baroreflex impairment and sudden death after myocardial infarction [Editorial]. Circulation, 78 (4)：1072－1074, 1988.
90) Robinson C C., Kuller L H., perper J.：An epidemiologic study of sudden death at work in an industrial country, 1979－1982. Am J Epidemiol., 128 (4)：806－820, 1988.
91) Ruskin J N.：Automatic external defibrillators and sudden cardiac death [Editorial]. N Engl J Med., 319 (11)：713－715, 1988.
92) Reppun J I.：Sudden death [Editorial]. Hawaii Med J., 46 (12)：458, 1987.
93) Raymond J R., Van Den Berg E K Jr., Knapp M J.：Non-traumatic prehospital sudden death in young adults. Arch Intern Med., 148 (2)：303－308, 1988.
94) Rossi L.：Conduction system in sudden death [Letter]. J Am Coll Cardiol., 10 (6)：1366, 1987.
95) 杉下靖郎, 飯田啓治, 松田光生, 上野正彦：スポーツと突然死, 臨牀と研究, 64 (6)：106－109, 1987.
96) Suhonen O., Reunanen A., Knekt P., Aromaa A.：Risk factors for sudden and non-sudden coronary death. Acta Med Scand., 223 (1)：19－25, 1988.
97) Schwartz C. J., Walsh W. J.：The pathologic basis of sudden death. Prog Cardiovasc Diseases, 13 (5)：465－481, 1971.
98) Savage H R., Kissane J Q., Becher E L., Maddocks W Q., Murtaugh J T., Dizadji H.：Analysis of ambulatory electrocardiograms in 14 patients who experienced sudden cardiac death during monitoring. Clin Cardiol., 10 (11)：621－632, 1987.
99) Schwartz P J., De Ferrari G M.：The influence of the auto-

nomic nervous system on sudden cardiac death. Cardiology, 74 (4): 297−309, 1987.

100) 高嶋幸男：乳幼児突然死症候群，臨牀と研究，64 (6): 111−113, 1987.

101) 竹越襄：ピックウィック症候群， 現代医療， 14：871−876, 1982.

102) 照内忠晴：急死におけるヒト下垂体 Oxytocin の活性値について，日内分泌会誌，52 (11)，1090−1098, 1976.

103) 高野照夫：狭心症と心筋梗塞の診断と治療，大分県医学会雑誌，7 (1): 24−30, 1988.

104) Thomas H. Holmes, Richard H. Rahe： The social readjustment rating scale, J Psychosomati Research, 11：213−218, 1967.

105) Topaz O., Castellanos A., Grobman L R., Myerburg R J.：The role of arrhythmogenic auditory stimuli in sudden cardiac death. Am Heart J., 116 (1) PT1：222−226, 1988.

106) Tang Z L.：Assessment of acupuncture in the prevention of sudden death from coronary heart disease. J Tradit Chin Med., 7 (2): 143−146, 1987.

107) Thiene G., Penmelli N., Rossi L.：Cordiac Conduction system abnormalities as a possible cause of sudden death in young athletes. Human Pathol., 14 (8): 704−709, 1983.

108) Thiene G., Nava A., Corrado D., Rossi L., Pennelli N.：Right ventricular cardiomyopathy and sudden death in young people. N Engl J Med., 318 (3): 129−133, 1988.

109) 上嶋権兵衛：急性心臓死に対する自動式体外除細動器の使用，日本医事新報 3385：136−137, 1989.

110) Virmani R., Robinowitz M., Darcy T P.：Sudden death and exercise [letter]. Am J Forensic Med Pathol., 9 (1): 90−92, 1988.

111) 渡辺富雄：乳幼児急死症候群と青壮年急死症候群，日法医誌，

31（6）, 323－334, 1977.
112) 渡辺富雄, 角田健司：青壮年急死症候群（ポックリ病), 臨床科学, 14（9）：1072－1074, 1985.
113) Weiner D A., Ryan T J., Mccabe C H., NG G., Chaitman B R., Sheffield L T., Tristani F E., Fisher L D.：Risk of developing an acte myocardial infarction or sudden coronary death in patients with exercise-indused silent myocardial ischemia. A report from the coronary artery surgery study（cass）registry. Am J Cardiol., 62（17）：1155－1158, 1988.
114) Warren J V.：Monday morning sudden death. Trans Am Clin Climatol Assoc., 99：10－16, 1987.
115) Waller B F.：Exercise-related sudden death. What autopsy findings reveal about its causes in conditioned persons over age 30 years. Postgrad Med., 83（8）：273－276, 279, 282, 1988.
116) Willich S N., Levy D., Rocco M B., Tofler G H., Stone P H., Muller J E.：Circadian variation in the incidence of sudden cardiac death in the Framingham heart study population. Am J Cardiol., 60（10）：801－806, 1987.
117) Watson R M., Schwartz J L., Maron B J., Tucker E., Rosing D R., Josephson M E.：Inducible polymorphic ventricular tachycardia and ventricular fibrillation in a subgroup of patients with hypertrophic cardiomyopathy at high risk for sudden death. J Am Coll Cardiol., 10（4）：761－774, 1987.
118) 矢永尚士, 市丸雄平, 児玉泰幸, 畑洋一, 足立みちる：自律神経と急死, 臨牀と研究, 64（6）：91－97, 1987.
119) Yano K., Mccarthy L J., Reed D M., Kagan A.：Postmortem findings in sudden and non-sudden death among Japanese-American men in Hawaii. Am J Med., 83（6）：1037－1044, 1987.

（追補文献）
120）富田喜文・高野照夫：突然死の機序と病態,日本医師会雑誌,106(9):1349－1353,1991.
121）田辺晃久：不整脈と突然死,日本医師会雑誌,106（9）：1364－1368,1991.
122）上島弘嗣：突然死の実態とその原因,日本医事新報,3587：134－135,1993.
123）杉本恒明：心臓性突然死と不整脈,日本医事新報,3588：11-15,1993.

（第4版追加文献〈ABC順〉）

124）相原直彦：Brugada症候群, 内科, 82;1:82-123, 1998.

125）新 博次他：右脚ブロック・右側胸部誘導(V1～V3)ST上昇をきたす症例(Burugada症候群)の調査, 心臓, 28(6), 1996.

126）David Chang, MD et al ; Sudden Cardiac Death Ischemic Heart Disease.『Comprehensive Therapy』1997 ; 23 (2) : 95—103.

127）Elton T Smith et al ; Sudden Death Associated With Hypoplasia of the Coronary Arteries and Conduction System Alteration.『The American Journal of Forensic Medicine and Pathology』18 (2) : 189-193, 1997.

128）Gaetano Thiene,MD,et al : Cardiac Conduction System Abnormalities as a Possible Cause of Sudden Death in Young Athletes. ; Department of Pathology University of Padua,and the Laboratory of Histopathology, Milan.Italy.August 23 1982

129）JOSEP BRUGADA,MD.,and PEDRO BRUGADA,MD : Further Characterization of the Syndrom of Right Bundle Branch Block, ST Segment Elevation and Sudden Cardiac Death.『Journal of Cardiovascular Electrophysiology』Vol.8, No.3,march 1997

130）笠巻祐二：Brugada 症候群, 臨床検査, 44 (6):2000.6.

131）神原啓文：ST上昇を伴う右脚ブロック様心電図, 心臓, 26(9)1994.

132) Laurie G Futterman et al ; Sudden Cardiac Death—Preventable—Reversible. American Journal of Critical Care, November 1997, 6(6).

133) 中司昌美他：七年間に四回の失神発作を繰り返したBrugada型特発性心室細動の一例, 心臓, 28 (6): 1996.

134) 岡田了三：各年齢層における急性心臓死, 若年期；臨床と研究, 64(6): 1987.6月.

135) 小川佑輔他：ジゾピラミドにより心電図所見が顕在化したと思われるBrugada 型特発性心室細動の一例,　心臓,　28(6): 1996.

136) 大西祥男他：右脚ブロックパターンと持続性ST上昇を呈した突然死の一例, 心臓, 28 (6): 1996.

137) PEDRO BRUGADA MD, JOSEP BRUGADA MD : Right Bundle Branch Block, Persistent ST Segment Elevation and Sudden Cardiac Death : A Distinct Clinical and Electrocardiographic Syndrom.　A Multicenter Report　Peter J.Schwartz,Gaetano M,De Ferrari : The Influence of the Nervous System on Sudden Cardiac Death : Cardiology, 74:297-309 1987.

138) Raymond V.Meldahl,MD et al : Identification of Persons at Risk for Sudden Cardiac Death. ; Medical Clinics of North America, 72(5), September, 1988.

139) Ryozo Okada,MD.,et al : Histopathology of the Conduction System in Sudden Cardiac Death. ; Japanese Circulation Journal, 47, May, 1983.

140) Robert J Myerburg MD : Sudden Cardiac Death in Persons with Normal(or Near Normal) Hearts.The American Journal of Cardiology, 79 (6A) March 20, 1997.

141) 島田 恵他：持続性単形性心室頻拍を伴ったBrugada型心電図異

常の一例, 心臓, 28(6): 1996.

142) Saroja Bharati,MD,et al : Congenital Abnormalities of the Conduction System in Sudden Death in Young Adults. ; JACC, 8 (5): November 1986.

143) T. Kawamura et al : Sudden death in the working population. : European Heart Journal 20, 338-343, 1999.

欧 文 索 引

和 文 索 引

突然死はなぜ起こる 第4版 ―発症の謎を解明する―

1990年 9月1日 第1版 発行
1993年 7月30日 第2版 発行
1999年 12月16日 第3版 発行
2008年 2月11日 第4版 発行

著 者 熊木 敏郎
発行人 今村栄太郎
発行所 (株)日本プランニングセンター
〒271-0064 千葉県松戸市上本郷2760-2
電話 047-361-5141(代) FAX 047-361-0931
e-mail：jpc@jpci.jp http：//www.jpci.jp
振替 00100-6-87590
印刷・製本 モリモト印刷株式会社

ISBN978-4-86227-007-8 C2047